居民常见疾病健康指导

主编 ◎ 左娟红　罗春阳

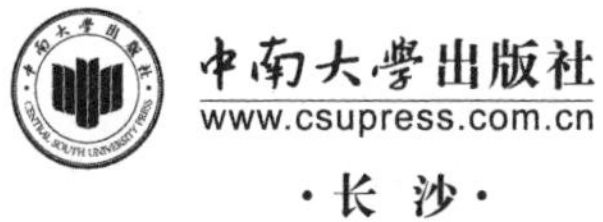

·长 沙·

图书在版编目(CIP)数据

居民常见疾病健康指导 / 左娟红, 罗春阳主编. —长沙: 中南大学出版社, 2021.9

ISBN 978-7-5487-4647-8

Ⅰ. ①居… Ⅱ. ①左… ②罗… Ⅲ. ①常见病—防治 Ⅳ. ①R4

中国版本图书馆 CIP 数据核字(2021)第 180497 号

居民常见疾病健康指导

JUMIN CHANGJIAN JIBING JIANKANG ZHIDAO

主编　左娟红　罗春阳

□**责任编辑**　陈海波　王雁芳
□**责任印制**　唐　曦
□**出版发行**　中南大学出版社
社址: 长沙市麓山南路　邮编: 410083
发行科电话: 0731-88876770　传真: 0731-88710482
□**印　　装**　长沙市宏发印刷有限公司

□**开　　本**　880 mm×1230 mm　1/32　□**印张** 5.5　□**字数** 128 千字
□**版　　次**　2021 年 9 月第 1 版　□**印次** 2021 年 9 月第 1 次印刷
□**书　　号**　ISBN 978-7-5487-4647-8
□**定　　价**　28.00 元

编委会

主编介绍

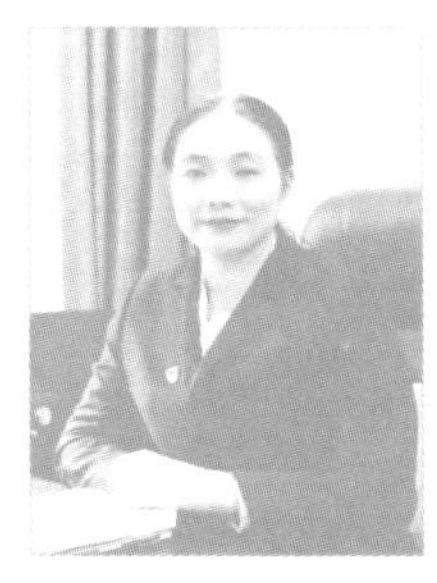

主编：左娟红

高级政工师、二级健康管理师，湘南学院附属医院党委书记兼湘南学院临床学院党总支书记，湖南(郴州)健康教育科普基地项目负责人。从事医疗护理、医院管理37年，积极倡导生命全周期健康管理理念，并致力于推广合理膳食、合理营养、合理运动、心理平衡等健康生活方式，普及疾病早预防、早发现、早治疗等健康教育知识，以增强老百姓的健康意识。

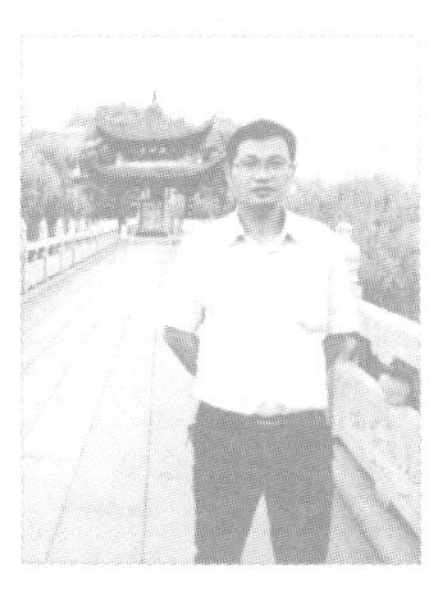

主编：罗春阳

副主任药师，湘南学院附属医院药学部主任。兼任湖南省药学会理事，湖南省药学会药物化学专业委员会委员，湖南省药学会药物基因组学专业委员会委员，郴州市药学会理事长，郴州市医学会临床药学专业委员会副主任委员。从事临床药学、科研工作26年，积极开展用药教育，推广普及合理用药知识，主持省市级课题4项，发表相关专业论文10余篇。

目录

第一章 概 述

第一节 健康与健康生活方式的关系

人们的生活方式与健康的关系最为密切，常见的生活方式病，又称为生活习惯病，便是不良生活方式所引发的疾病。世界卫生组织(WHO)曾指出：不良的生活方式是21世纪引发人类疾病的主要原因之一。

有关的科学研究认为，不良的生活方式不仅容易患糖尿病、消化性溃疡、心脑血管疾病以及癌症，而且还可造成机体的免疫功能降低，诱发多种疾病。

临床医学也指出：生活不规律的人患消化性溃疡的概率会比生活规律的人高3倍以上；过度疲劳、睡眠不规律、生活无节制的人NK细胞(自然杀伤细胞)比生活方式良好的人可下降20%左右；不吃早餐的人比坚持吃早餐的人患糖尿病的危险可高4倍以上；每周1次运动都不参加的人，患肝病的风险要比经常运动的人高出3倍左右；每天吸烟多的人患呼吸道疾病和消化性溃疡的数量会增多，患心血管疾病的概率也会增加；每天喝酒多的人，会损害肝脏的解毒功能，并可造成肝脏疾病；对任何事物都不感兴趣的人患肝病和老年痴呆的可能性会大大提高；每天喝5次以下咖啡的人，腰痛的发病率会大幅度提高；每天摄取食盐过多的人，患高血压的概率也会增加……

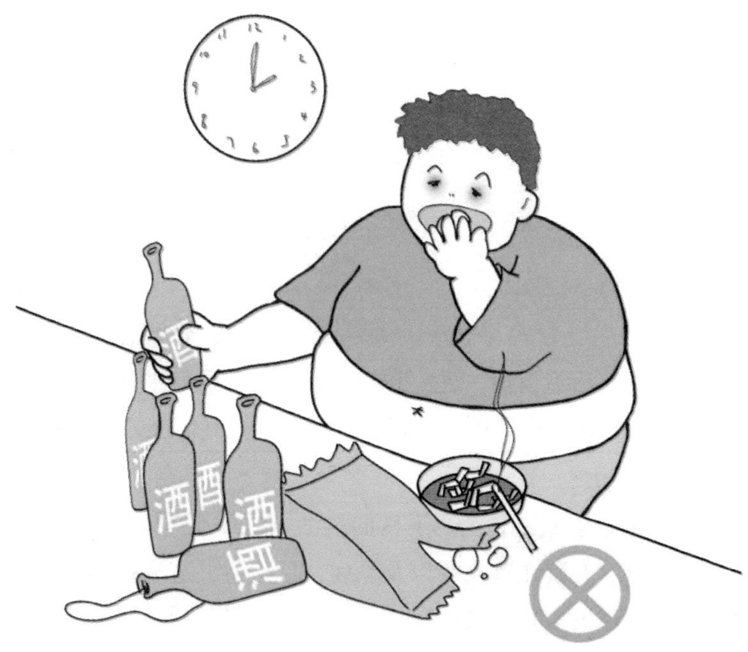

临床医学还发现，有不良生活方式的人45岁以后的病死率比良好生活方式的人要高出数倍。

因此，人们在生活中必须改变不良的生活方式，在饮食、睡眠、工作、学习以及生活起居规律等诸多方面养成良好习惯，改掉、戒除一切不良的嗜好与恶习，并保持始终如一的良好生活方式，这对人们的健康长寿大有裨益。

第二节 健康生活方式要素

健康的四大基石为“合理膳食、适量运动、戒烟限酒、心理平衡”，而要养成健康生活方式，必须掌握以下三大要素。

要素一：要避免危险因素

与吸烟、酗酒、高盐和(或)高脂饮食，缺乏体力活动等生活习惯密切相关的高血脂、高血压、高血糖、肥胖等已成为影响人们身体健康的“大敌”。而这些不良习惯又都是人们可以改变或避免的，所以要求我们在日常生活中要做到“一戒(戒烟)”“三限(限酒、限盐、限脂)”以避免风险。吸烟的危害不用多说，必须予以戒除。虽然说适量饮酒对心血管有益，但这个适量饮酒很难界定，不赞成为这点有益而饮酒，况且长期饮酒血压会升高。高盐高脂饮食是高血压等疾病的主要危险因素，据调查，2012 年我国居民平均每天烹调用盐 10.5 g，脂肪摄入量为 80 g，均远远超过 WHO 推荐的标准。

要素二：要控制体重

过去十年间，我国城乡居民谷类食物摄入量保持稳定，总蛋白质摄入量基本持平，优质蛋白质摄入量有所增加，豆类和奶类消费量依然偏低，脂肪摄入量过多，平均膳食脂肪供能比超过

30%。蔬菜、水果摄入量略有下降，钙、铁、维生素 A、维生素 D 等营养素依然缺乏。全国 18 岁及以上成年人超重率为 30. 1%，肥胖率为 11. 9%。体重超标是各种慢性病的共同基础，也只有控制体重才能有效防控各种慢性病。我们提倡合理膳食、适量运动也是为了控制体重。控制体重的有效方法就是饮食合理、运动适量、能量平衡。

合理膳食并非不吃，而是要吃得科学。要做到“一减少、四增加”。“一减少”是指减少脂肪摄入，每人每天限制在 25 g 左右，其中饱和脂肪酸（动物脂肪）不超过 10 g，尽量减少反式脂肪酸摄入，单不饱和脂肪酸（山茶油等）是较好的膳食脂肪来源，可以达到 20 g 左右。“四增加”是指增加牛奶、绿叶蔬菜、水果及水的摄入量。

运动要做到“三、五、七”。“三”是指一次运动三公里，每次运动需在 30 min 以上；“五”是指一个星期最少运动 5 次；“七”是指运动的适量度，十份量的运动量完成七份量即可。

要素三：要改善睡眠

睡眠既是心理健康的反应，也对许多慢性病的发生、发展起着重要的作用。睡眠障碍会引发高血压、糖尿病、肥胖和风湿病等多种慢性疾病。保持充足的睡眠可以有助于保持身材，减少患 2 型糖尿病的概率，远离焦虑和抑郁，远离老年性痴呆、骨质疏松和癌症。

只有大力倡导健康的生活方式，深入普及睡眠卫生知识，才能提高人们的整体健康水平，而健康生活方式可以帮助我们改善睡眠。

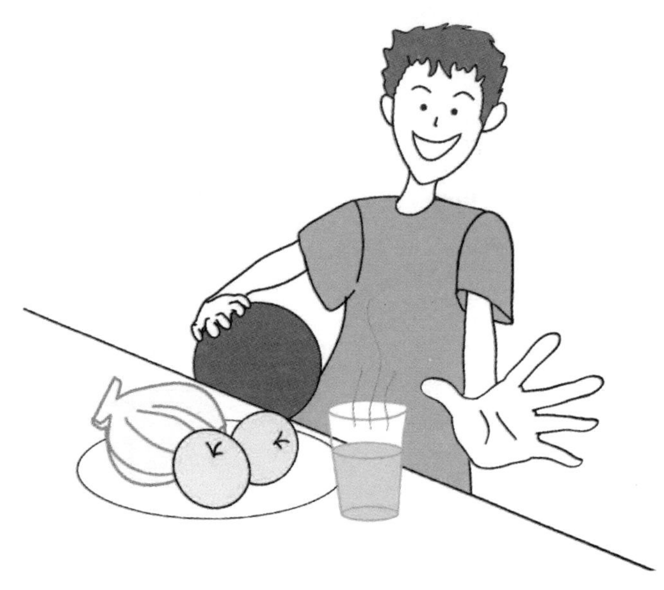

(1)晚餐不宜吃不消化的食物、不宜吃得过饱和过于油腻，不酗酒、不吸烟以避免大脑过度兴奋，睡前可适当考虑喝点有助眠作用的牛奶或其他食物。

(2)白天或傍晚进行适量的体育锻炼或运动，但睡前不做剧烈运动。

(3)保证心理平衡，放松心态。

(4)创造适宜睡眠的环境，包括舒适的卧具以及没有噪声等。

(5)要有合理的作息时间，掌握人体的作息规律，至少要在睡前 30 min 远离电子产品。睡前 30 min 可用热水洗澡、热水泡脚，以促进血液循环、舒筋活血，但水温不宜过高、时间不宜过长。

第二章　儿童、少年疾病防治与健康

第一节　儿童、少年内科疾病的防治与健康

一、孩子发热可看脸色行事

发热是孩子最常见的症状，若不经历发热，孩子的身体就对疾病没有认识，他们自身就无法对某些疾病产生反应。即便如此，当孩子发热时，家长可以学会仔细观察孩子的脸色，看其变化行事。

(1)体温在39℃以内。当孩子体温在39℃以内时，称为低热，这时孩子面有光泽，精神状态和饮食都不会有明显改变，只要给孩子多喝水，穿衣服适度、保暖即可。

(2)体温超过39℃。当孩子体温超过39℃，他们的面色一般表现为潮红，但仍有光泽，食欲减退。这时可给孩子适当口服退热药，避免室外活动，尽量使其卧床休息，室温最好保持在25℃

左右，在保证孩子不打寒战的前提下，尽量减少孩子的衣物。同时可以帮孩子进行物理降温，即用温热毛巾擦浴孩子身体(但注意不要擦拭孩子腹部)。这样，可使有的孩子在几个小时后症状就得到缓解，正常情况下孩子发热过程为 2~3 d。这期间，孩子若脸色苍白、发黄，精神不振，则要送往医院就诊。

(3)体温超过 40℃。当孩子体温在 40℃以上时，称为高热和超高热，应带孩子及时就医。不管孩子发热到什么程度，最好不要用酒精擦浴，酒精虽然散热快，但对孩子皮肤刺激性强，且部分会被孩子的皮肤吸收，故很可能加重孩子的病情。

二、感冒后咳嗽不止

有时感冒的其他症状消失了，可是咳嗽仍不止，究其原因是多种多样的。咳嗽是人体一种重要的防御机制，是清除咽部、呼吸道的分泌物或排出异物的有效方法。咳嗽通常按时间长短分为 3 类：持续时间在 3 周以内的是急性咳嗽，持续时间在 3~8 周之间的是亚急性咳嗽，而慢性咳嗽通常是持续 8 周以上。

当感冒症状消失后，咳嗽仍然迁延不愈，临床上称之为呼吸道感染。除了呼吸道病毒感染外，其他细菌性呼吸道感染亦可能导致迁延不愈的咳嗽。感冒后咳嗽是亚急性咳嗽的常见原因，患者多表现为刺激性干咳或咳少量白色黏液痰，呈阵发性，早上和晚上严重，可以持续 3~8 周，甚至更长时间。胸部 X 线片检查无异常。感冒后咳嗽常为自限性，通常可自行缓解。抗生素治疗常无效。对一些慢性迁延性咳嗽首先应排除支气管肺炎、支气管哮喘等肺部疾患，可以短期应用抗组胺药或中枢性镇咳药等。由于感冒后导致气道高反应性，一旦遇到外部的刺激或冷空气就可导致咳嗽，外出时宜佩戴口罩，同时要注意室内环境的清洁，避免花粉、动物皮毛、油烟等外源性刺激。若咳嗽明显，可短暂性加用镇咳药物，咳嗽症状就能缓解，乃至消失。若经上述处理后咳嗽仍迁延不愈者，则应到医院完善胸部X线片等检查以排除肺炎、支气管哮喘、肺结核、肺癌等呼吸系统疾病。

三、感冒诱发小儿肾炎

肾病多由上呼吸道感染诱发，儿童容易患呼吸道感染，比如感冒、扁桃体炎、急性咽炎等，如果不及时有效控制感染，发病1~4周后就有可能诱发急性肾小球肾炎(简称肾炎)了。引起小儿急性肾小球肾炎(简称肾炎)的原因很多，主要是乙型溶血性链球菌感染。小孩因为体质弱，体内免疫细胞比成年人少，免疫系统不完善，身体中的病菌抗体与病菌本身结合成一种免疫复合物，随着血液循环，到了肾脏时，会沉积到肾小球的基底膜，从而对肾脏造成损害，使大量蛋白流失，最终由肾炎导致肾病综合征。微小病变性肾病综合征多见于2~6岁的幼儿，且男孩多于女孩，极易复发和迁延，病程长。通常在感染病菌后1~4周发病，一般来说，小儿肾病综合征有前期的感染症状，其突出特点是“三高一低”，即明显水肿、大量蛋白尿、高胆固醇血症和低蛋白血症。在感冒后1~4周内，孩子下肢、头面、躯干都可有水肿，特别是组织疏松的部位更明显，最明显且最早出现的就是眼睑水肿，严重者皮肤薄而透亮，有胸腔积液、腹腔积液，皮肤稍有损伤便会渗水。有些患儿可在大腿及上臂内侧、腹部及胸部出现和孕妇相似的皮肤白纹或紫纹。患儿尿量明显减少，查尿常规有蛋白尿(+++)~(++++)，大量蛋白质从尿中丢失成为引起低蛋白血症的主要原因。因此，特别提醒家长注意，及时治疗感冒，别让感冒变成肾炎。

四、儿童感冒用抗生素有指征

孩子感冒后用不用抗生素让许多家长甚至医生都很犯愁：用抗生素怕其毒性作用及不良反应，不用又怕感冒久拖不愈。实际上，感冒后用不用抗生素，是有其指征的。儿童患了感冒后一般不需要服用抗生素，可选用一些抗病毒药物，如盐酸吗啉胍片、板蓝根冲剂、金刚烷胺等。同时加强护理，适当休息，多喝开水，给予易消化的饮食，通常会很快恢复健康。

那么，什么时候需要用抗生素呢？运用抗生素的指征主要有以下几点：

(1)服用抗病毒药物后仍不退热。

(2)有明确的并发细菌感染指征。

(3)血常规检查白细胞总数明显增多。

(4)经常患扁桃体炎者。

(5)出现支气管炎(咳嗽、脓痰)或肺炎征象者。

另外，可对6个月以下月龄婴儿进行预防性用药，以防止发生继发性细菌感染。

同时，还需要提醒的是，在给儿童应用抗病毒药、退热药、抗生素时，应注意以下几点：

(1)剂量不得过大，服用时间不宜太久。

(2)多喝开水，促进药物的吸收与排泄。

(3)3岁以下小儿肝脏、肾脏尚未发育成熟，应注意选择肝肾毒性小的药物，不宜使用对乙酰氨基酚(扑热息痛)。

(4)小儿本人或其家族有解热镇痛类药物过敏史者，勿用退热药。

五、给反复感冒的孩子开中药方剂

玉屏风散：此方是治疗气虚自汗的代表方剂，因其独具防御风邪之功而得此美名，适用于反复感冒、体虚多汗的孩子。目前有更方便的剂型，如玉屏风冲剂，每次1包冲服，每日2次；或玉屏风口服液，每次1支，每日3次。

清咽饮：反复感冒的孩子容易患慢性咽炎，经常出现咽部充血，咽喉疼痛伴有瘙痒感、呛咳，此时可取桑叶10 g、玄参10 g、麦冬10 g、蝉蜕3 g、胖大海10 g、芦根30 g、生甘草5 g。上述药方每日1剂，煎汤代茶饮用，频频饮服。如果孩子嫌汤剂苦味较重，可加入适量冰糖。

米醋：这是一个流传甚广的民间验方，对预防感冒有较好的作用。取米醋250 mL，加入冰糖150 g，用小火烊化后冷却。每次服一茶匙，每日2次，可长期服用。

中药外敷法：中药外敷痛苦很少，易被小儿接受。取桃仁、山栀各10 g，丁香、肉桂各5 g，将药研成细末，用鸡蛋清调成糊状。每晚取适量药糊铺在纱布上，用胶布固定于双侧足底的涌泉穴，次晨取下，连用3 d。以后改为隔天1次，10次为一个疗程。

六、中医疗法治小儿感冒

(一)居家推拿

(1)推攒竹：用两拇指自下而上推两眉中间至前发际30~50

次，主治发热头痛。

(2)推坎宫：用两拇指沿眉心向眉梢分推 30~50 次，主治外感发热头痛。

(3)揉迎香：揉鼻翼两侧的迎香穴 20~30 次，主治鼻塞流涕。

(4)清天河水：用示指和中指指面自腕部推向肘部 100~300 次，主治发热。

(5)揉膻中：用中指端揉两乳头中间 50~100 次，主治胸闷咳喘。

(二)饮食疗法

(1)风寒感冒：可用葱白 10 g、豆豉 15 g、生姜 3 片，水煎后趁热服用，微微出汗即可。

(2)风热感冒：可取山楂 10 g、金银花 30 g 加水煎煮，取汁，调入蜂蜜随时饮用。

(3)咳嗽痰多：频频饮用白萝卜汤，可起到化痰作用。

(4)咽喉肿痛：可细嚼慢咽新鲜芦荟，具有清利咽喉的作用。

七、过敏性鼻炎易引发哮喘

调查数据显示，在哮喘儿童中，大约有 90%的孩子同时伴有过敏性鼻炎。90%的哮喘患者至少有一种鼻炎症状，85%的哮喘患者至少有 6 种鼻炎症状中的 4 种鼻炎症状。而过敏性鼻炎患者哮喘的发病率是无过敏性鼻炎人群哮喘发病率的 3 倍。对此，著名呼吸科专家钟南山教授建议，如果能在发病早期对过敏性鼻炎采取有效的预防措施、治疗措施，哮喘是完全可以避免的。过敏性鼻炎和哮喘在病理上是相通的，常常会同时发生在同一个人身上，在医学界称之为“同一气道、同一疾病”。很多患者一受凉，就会打喷嚏，流鼻涕，这时不要误以为是“感冒”。过敏性鼻炎和感冒非常相似，只是感冒常伴有发热、头痛、喉咙痛、全身无力等其他症状；过敏性鼻炎的症状只发生在鼻部，如鼻痒、打喷嚏（一连打好几个），流清水鼻涕和鼻塞等。对于同时患有哮喘的患者来说，这往往是发作的前期表现，应该抓紧时间治疗。

八、哮喘为什么夏日易发

一般来说，夏季是儿童哮喘缓解的季节，但近年来儿童在夏季发生哮喘的病例却有所增加。这主要是因为“冷”对于哮喘患儿来说是一种过敏源，不论在什么季节这都是诱发哮喘的重要原因。炎热的夏季，多数家庭都会启用空调制冷，室内外温差加大。对于过敏体质的孩子来说，就犹如从夏季突然转入深秋季节，上呼吸道受到冷空气的突袭后，原本就处于高反应状态下的气管、支气管就会反射性地痉挛，引起咳嗽、气喘。同时，空调器内存积的病毒和灰尘也可能诱发哮喘，尤其是对尘螨过敏的孩子更容易发病。此外，赤日炎炎，患有哮喘病的孩子会忍不住进食冷饮或冰冻饮料，这也是一种会引发咳嗽、气喘的过敏源。有些孩子吃了冷饮后并不会马上发病，而是延迟一段时间再发作。对于患哮喘病的孩子，家长应定期带其去医院随访检查，在医生的指导下，也可采取“冬病夏治”的敷贴疗法。

九、儿童哮喘病不一定“喘”

有的儿童老是咳嗽，服用了好几种止咳药物都不见效，医生仔细检查后发现是患了哮喘。其实，儿童哮喘病不一定“喘”，关键在于当支气管痉挛时，并未明显影响呼吸，仅仅是气管中黏液分泌多了一点，引起咳嗽，故只咳不喘。这种不喘的哮喘，最明显的特征是服用止咳药不起作用，换用平喘药后症状即可缓解。咳嗽往往是哮喘的早期症状表现，只咳不喘常常是暂时的，一旦气道反应性进一步升高，最终仍将可能发展成典型哮喘。小儿哮喘如果能得到及时且正确的防治，绝大多数可以治愈。医生指出，对于哮喘患儿，一方面要坚持药物治疗，另一方面家庭护理也非常关键，应注意以下几点：

(1)防止吸入冷空气。患儿卧室要保持适宜的温度，空气要流通；注意室内外温差不可过大；在刮风下雨的天气应尽量少出门。

(2)避免接触过敏源。注意床铺卫生，勤洗、晒患儿的枕头、被褥，可防尘螨这种强烈过敏源；带孩子到野外玩耍时，要防花粉吸入和蚊虫叮咬；螃蟹、鱼、虾别让孩子乱吃。

(3)参加运动锻炼。哮喘患儿在病情稳定时，应到户外进行适度的运动，可增强体质，提高机体的抵抗力和对外界气候变化的适应能力。

十、儿童便秘易患呼吸道疾病

冬季，患呼吸道感染疾病的孩子数量增多，有相当一部分是因大便不通畅所致。这是因为儿童在发育期中，食欲较好，新陈代谢旺盛，但胃肠功能发育仍不成熟；冬季寒冷，当户外活动减少时，肠蠕动相应减弱；在幼儿园中因不习惯大便等都会使孩子忍住不排便，从而引起便秘。而肠胃有病又会影响肺部功能，中医认为，“肺与大肠相表里”，便秘一方面会使病毒长时间滞留于肠胃，使感冒容易反复发作并加重；另一方面还会引发肠套叠、肠梗阻等急腹症。

因此，专家指出，预防孩子呼吸道疾病要注意让他们节制饮食，多吃一些富含粗纤维的蔬菜、水果（如菠菜、芹菜、苹果、猕猴桃等）及一些具有润肠通便作用的食物（如蜂蜜、核桃仁、香蕉、银耳、芝麻等）。应有意识地培养小孩养成定时排大便的习惯。

十一、儿童胃病常见五大原因

（1）父母感染幽门螺杆菌（HP）的孩子容易引起小儿胃炎、溃疡病，其病原菌可能是幽门螺杆菌感染了小儿。小儿胃溃疡约有1/4是幽门螺杆菌感染引起的。幽门螺杆菌感染在家庭内有明显的聚集现象，父母感染了幽门螺杆菌，其子女的感染机会比其他家庭高得多。

（2）不健康食品让孩子的胃遭殃，如经常食用快餐、油炸食品、可乐、咖啡……这些食品会刺激胃酸和胃蛋白酶的分泌，给孩子的胃带来很大的负担。

（3）牙齿疾病。牙齿是咀嚼消化食物的第一道工序，如果食物在嘴里没有被咀嚼到位，到了胃内，胃的蠕动频繁增加，胃酸分泌也不能充分发挥作用，久而久之就容易出现问题。

（4）退热药容易损伤胃黏膜。儿童生病用药时应尽可能选择对胃影响小的药物。某些退热镇痛药可在餐后服用，或者同服护胃药，避免给婴幼儿空腹口服退热药。

（5）不良情绪也会导致胃病。有的孩子课程学习紧、压力大；有的孩子很好强；有的孩子住校不习惯……由此引发胃痛、胃炎。对于这种现象，可以带孩子求助于心理疏导。

十二、秋季小儿腹泻多是病毒感染

“忽然一阵秋风凉，腹泻小儿排成行”，每到立秋时节，小儿腹泻门诊的这番情景，都会让许多小儿的家长百思不解。为什么会这样呢？气温骤降致小儿秋季腹泻的病因，多是轮状病毒感染，小儿的粪便在显微镜下，可见轮子形状的病毒孢子。医学专家详细分析病因说：轮状病毒最适合在初秋气温下降这样的温度下滋生，小儿抵抗力弱，耐受力比成人差，身体的免疫功能不能很快适应这种天气的突变，因而容易受到病毒侵害。一些老年人生怕小儿着凉，天稍凉就给小儿穿很多衣服，这样捂着容易生内热，有了内热就容易着凉。再则，秋季腹泻与夏季饮食有关，如果孩子在夏季吃冷饮过多，伤及了肠胃，到了秋季就容易发生腹泻，特别是长得黄黄瘦瘦，平时挑食厌食的小儿更容易患病。所以预防小儿秋季腹泻，夏秋两季在喂养上都应该有策略，比如经常给小儿吃水煮山药，喝点莲子薏米粥或萝卜汤，可以保养和增强脾胃的功能。另外，无论给小儿吃什么，都必须悠着点，如果过量，就容易积食，积食会使身体抵抗力下降，导致腹泻。

十三、3 招给孩子去疳积

疳积是 1～5 岁儿童的一种常见病症，在夏季更易出现。小儿脾胃消化功能未健全、家长喂养不当、滥用抗生素等都是致病因素，那么小儿疳积应该如何处理呢？

(1)纠正喂养方式。如果孩子胃口不好，即便威逼利诱让他吃下去，也是难以消化吸收的，有些孩子还会呕吐，常诉腹痛，令他更厌恶进食，并损伤肠胃功能。此时正确的方法是少吃，让孩子的肠胃得以休息调整。孩子半岁至1岁期间，须改变临睡前喂食（如喝一大瓶牛奶）或半夜喂食的习惯。

（2）推拿按摩：

捏脊：让孩子趴在床上，夏日可脱去上衣，露出背部，沿孩子脊柱两旁两横指处，用双手拇指、示（食）指和中指从尾骶骨开始，将皮肤轻轻捏起，慢慢地向前捏拿，一直推拿到颈部大椎穴，由下而上连续捏五六次为一组次，捏第3组次时，每捏3下须将皮肤向上方提起。此法最好坚持每日早、晚各做一组次。

推脾土：脾土穴在拇指的螺纹面，家长可用拇指给孩子按顺时针方向旋转按摩，每天1次，每次旋转按摩200下。

揉板门：板门在大鱼际隆起处，家长可用拇指顺时针方向给孩子揉推，每天1次，每次揉推50下。

摩腹：家长先搓热手掌，然后顺时针方向给孩子缓慢按摩腹部30下左右。

（3）饮食疗法：

第一，喝健脾汤水。妈妈可经常选用以下有助健脾的药材煲汤或熬粥给小儿食用。选用的药材有白术、土茯苓、云苓、芡实、山药（干品）、太子参、元肉、红枣、虫草花、五指毛桃。

特别提醒：以上食材的使用量均为10 g，每次选用1~2种，加上鱼肉或鸡肉、猪骨、鹌鹑煲汤或煲粥均可。在高温多雨的天气里，小儿容易暑湿相夹，则可多选用炒扁豆煲汤。

第二，用谷芽、麦芽各10 g，山楂5 g熬水给小儿喝，每周一次。

注意：小儿在喝山楂水期间（一般为1~2 d），尽量少吃肉类。

特别提醒：夏日少喝冷饮。大多数孩子夏日都喜欢冷饮、冷食，然而，冷饮、冷食最伤孩子的脾胃，造成脾胃虚寒、脾胃不和。喜欢冷食、冷饮的孩子，大多食欲不振、消化不良，时间长了，日见消瘦，可造成发育迟缓。

十四、掐四横纹促孩子食欲

孩子若平时总是食欲不振、吃什么都没胃口或者出现胃胀、腹胀时，家长可掐一掐孩子双手的四横纹。四横纹是指孩子示指、中指、无名指、小指上靠近手掌的第一指关节的四条横纹。家长可以用拇指的指甲掐揉孩子双手的四横纹，力度以孩子稍有痛感但又能接受为宜，每条横纹掐 2~3 min。这个方法还可以治疗孩子的腹胀、腹痛、消化不良、惊风、气喘等病症。

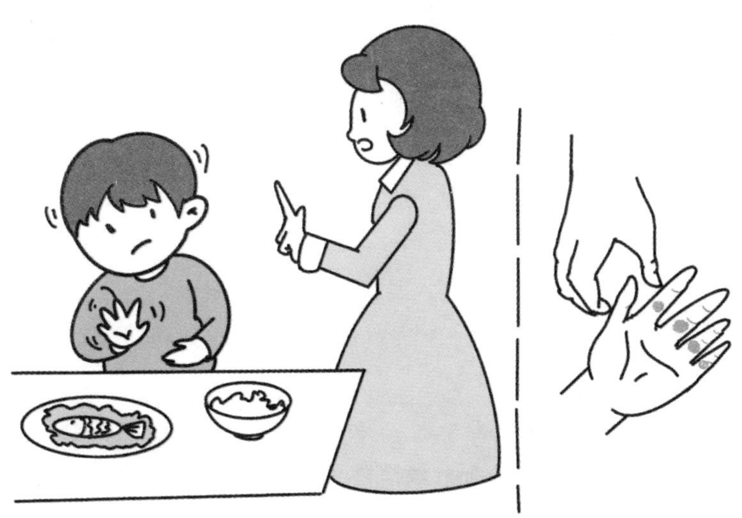

此外，冬季孩子常有肺热、肺燥的情况，家长不妨通过孩子的大肠经来调理。中医认为，大肠与肺相表里，热生于肺，不能完全从肺部清退，这时就得借助于大肠了。中医认为，大肠就好比机器上的烟囱，是肺热的重要排泄口。所以，当沿着孩子示指外缘，从指尖推到虎口，叫推大肠，可以生津润肺；从孩子的虎口推到示指尖，叫清大肠，是用来清热的。

十五、小儿呕吐食疗方

（一）伤食型呕吐

（1）焦山楂 10~15 g，水煎，少量频服，治油腻食物及奶品所伤的呕吐。

（2）生萝卜捣汁或萝卜子 30 g 微炒，水煎服。少量多次服用，治面食及豆类所伤及的呕吐。

（二）胃热型呕吐

（1）绿豆粥：绿豆适量，白米 50 g，用适量水，文火煮成粥，温热分次服用。

（2）西瓜榨汁，每次兑入温水，少量多次服用。

（三）胃寒型呕吐

（1）茴香粥：小茴香 3~5 g，红糖适量。待白米粥煮稠后，调入小茴香至沸腾数次，加红糖适量，早、晚温热服用。

（2）干姜粥：干姜研末，每次 1~2 g，粳米 10 g，水煎服，每日早晨起床后空腹食之。适用于病程较长的胃寒型呕吐。

（四）肝气犯胃型呕吐

合欢花粥：干合欢花 20 g，或鲜合欢花 40 g，粳米 50 g，红糖适量。水煎煮成粥，分次内服。

（五）惊恐型呕吐

（1）龙骨粥：生龙骨 30 g 捣碎，用水煎煮 1 h，澄清去渣取汁，在所取汁中加入糯米 100 g，红糖适量，煮成稠粥，早、晚服用。

（2）酸枣仁粥：酸枣仁 15 g，用纱布袋包扎，粳米 50 g，水煎煮成稠粥后取出纱布袋，加红糖适量，每日温热服用。

十六、小儿腹泻的足浴疗法

中医认为，小儿腹泻多为脾胃亏虚、邪毒侵袭所致，当以健脾养胃、清热解毒为治。可选用下列足浴方：

银杏叶汤：银杏叶 100 g。用法：将银杏叶加水约 2000 mL，煎煮 20 min，待水温达 35℃、小儿能耐受时，浸泡搓洗患儿双足 20 min，每日 1 剂，分两次外洗，连续 5～7 d。功效：健脾利湿。

无花果叶汤：无花果叶 3～5 片（干鲜均可）。用法：将无花果叶放至盆中，加入 500 mL 冷水，炉上煎煮熬至 200 mL 左右，把盆端下，先熏双脚心，待水温适宜时洗双脚心，熏洗约 15 min 即可，每日 1 次，连续 1～3 d。功效：健脾止泻。注意：因无花果叶内含呋喃香豆精类物质，熏洗以后，不要让小儿晒太阳，以免熏洗部位对日光过敏。此方对成人吐泻也有一定效果。

麦麸高粱壳液：麦麸、高粱壳各 50 g。用法：将两药择净，加清水适量并浸泡 5~10 min，再以武火煮沸 15 min 后，连渣带汤倒入浴盆中，趁热先熏患儿足腿部，待温度适宜时进行足浴，每次 5~10 min，每日 2~4 次，连续 2~3 d。功效：健脾利湿，适用于小儿肠炎、消化不良。

十七、儿童呕吐警惕脑瘤

据统计，我国颅内肿瘤患者每年新增近 4 万，儿童占 16%~20%，即每年约有 7000 名新发颅内肿瘤患儿。

儿童颅内肿瘤（常称脑瘤）最常见的症状为呕吐，呕吐呈喷射状，与饮食无关。多数患儿呕吐的同时还伴有头痛或头晕。发病初期，呕吐常发生在清晨，以后随着病情发展，呕吐可发生在任何时间。婴幼儿表现为阵发性烦躁和哭闹不安或用手抓头、击打头部等。脑瘤发生在小脑或脑干，患儿会出现由原来会走路退化为走路东倒西歪的情况，严重者站不住、坐不稳，甚至完全丧失独立活动能力，同时出现手握东西不稳。生长发育迟缓或加速，性早熟和多饮多尿等，也可能是脑瘤的表现。

专家提醒，儿童如有上述表现，应尽快到专科医院检查。

十八、小儿手足口病进入高发期

手足口病是由肠道柯萨奇病毒引起的急性传染病，主要临床表现为发热和口腔、手足部位皮疹，多见于 4 岁以下小儿，每年七八月份为发病高峰，传播的主要途径是由飞沫经呼吸道或是通过被污染的玩具及不清洁的手经口进行传播。孩子发病的初期症状是发热，多发生在皮疹之前，热程为 2~7 d，体温越高，热程越长，则病情越重，伴有嘴角痛、咽喉痛、流口水、不爱吃东西，

1~2 d后出现散在分布的皮疹，好发部位为手心、足心、口腔黏膜、肛周，少数患儿皮疹可波及四肢及臀部，躯干部极少。小儿手足口病一般不是危重疾病，轻者潜伏期通常为3~4 d，可自愈。小儿手足口病与几种常见病(上呼吸道感染、水痘等)非常相似，不易鉴别，所以家长应注意观察。水痘呈向心性分布，以头、面、胸、背为主，随后向四肢蔓延。疱疹性咽峡炎虽有发热，咽部起疱疹，但水疱如针眼大小，以咽颊、软腭、扁桃体部位多见，发热常在38℃以上，其他部位不出现疱疹。单纯疱疹多分布在口腔颊黏膜、舌及牙龈，继发感染常见于口唇、眼睑、鼻周，为粟粒状水疱，没有其他部位的皮损。

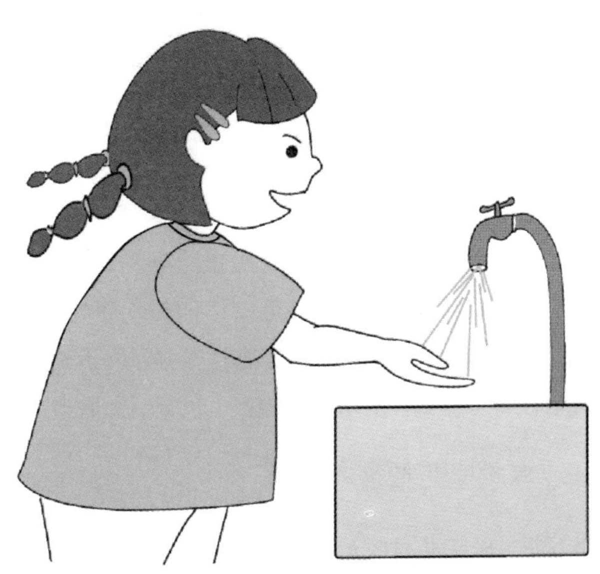

预防小儿手足口病，必须注意环境和个人卫生。餐前便后一定要洗手。夏季不要让孩子猛吃冷饮，不喝生水，瓜果一定要洗净、削皮。少让孩子到拥挤的公共场所，减少被感染的机会。

十九、手足口病不是口蹄疫

手足口病是由多种肠道病毒感染所致，常见病原体是柯萨奇病毒。手足口病的传染源是患者和携带肠道病毒的人，由于接触患者，通过日常生活用品、餐具、玩具经口感染和呼吸道传播。患者绝大多数为 3 岁以下的幼儿，很少有超过 5 岁以上的感染者。

口蹄疫的病原体为口蹄疫病毒，首先在偶蹄类动物如牛、羊、猪、鹿、骆驼等动物发病，人通过接触病畜口腔、蹄冠部的溃疡烂瘢处经皮肤黏膜感染；偶尔也有人食用了被病毒污染而又未经消毒的奶而感染。

手足口病和口蹄疫患病部位均在口腔、手指间、足趾端。口蹄疫起病后的主要表现为发热等全身中毒症状和局部疱疹损害。手足口病大多无发热或低热，仅有呼吸道感染和口腔黏膜疱疹及手指、足部、臀部、膝部丘疹。手足口病四季均可发病，但冬季较为少见，以夏、秋季多见。此病传染性较强，但不是重症疾病，一般 1 周左右即可痊愈，皮疹不留瘢痕、色素，无后遗症。

二十、春季婴儿抽筋有原因

每年春季，医院儿科收治患抽筋的孩子数量明显增多。

1. 婴儿性手足搐搦症

婴儿性手足搐搦症多见于6个月内的婴儿，主要是由于体内维生素D缺乏，致使血清钙减少，神经肌肉兴奋性增加，出现惊厥、喉痉挛和手足搐搦等症状，并有程度不等的活动期佝偻病(维生素D缺乏病)表现。

提示：对于纯母乳喂养，平时未补充维生素D或已患佝偻病的孩子，在春天到来前，要先补充一段时间的维生素D和钙剂，使血钙达到正常水平，并把孩子抱到室外晒太阳。

2. 癫痫

春天气温回升，皮肤和肌肉的微细血管处于迟缓舒张状态，流入大脑的血液相应减少，容易出现疲惫；加上天气多变，易引起机体的不适应，是癫痫病的高发季节。

提示：癫痫患儿春天应注意合理膳食，切忌过饥或过饱；避免在水边行走，以免突然发作导致溺水；尽量不骑自行车，防止发作时摔伤。

3. 热性惊厥

热性惊厥是小儿发高热伴有惊厥的症状。热性惊厥多发生在发热性疾病初期，体温骤然升高(体温大多为39℃以上)时，全身或局部肌肉强直或阵发性抽搐，表现为突然发作，可伴有意识丧失，双眼上翻、凝视或斜视，牙关紧闭，呼吸不整，可有发绀，一般经数秒钟至数分钟即缓解。

提示：患呼吸道感染等发热性疾病早期应积极控制体温，衣着及包被均应适度。对有热性惊厥病史的孩子要给予足够重视，发作时应立即用药物控制。

二十一、儿童心脏有杂音

心脏杂音是指正常心音之外还能听到持续时间较长的额外声音。小儿的心脏杂音有两种情况，一是生理性杂音，二是病理性杂音。小儿生理性杂音对人体健康没有影响。据统计，一半以上的健康儿童可有生理性杂音。生理性杂音随体位、呼吸及运动而改变，如在运动、啼哭或卧位时增强，安静或坐位时减弱，孩子无任何自觉症状。生理性杂音多见于 2~3 岁以上的孩子，多数随着年龄增长，杂音会自然消失。有少数杂音是由疾病引起的，如发热、贫血或甲状腺功能亢进等，称之为功能性杂音，心脏本身没有异常，通常疾病治愈后，杂音也会随之消失。小儿病理性杂音多见于先天性心脏病。有的小儿平时无任何症状，生长发育正常，活动量也很大，与正常小儿一样，仅在偶尔出现感冒、呼吸道感染就诊时，医生体检发现心脏杂音，才被发现患有先天性心脏病。因此，一旦发现孩子心脏有杂音应尽早带孩子到医院做进一步检查。

二十二、儿童运动能力差查心脏

先天性心脏病（简称先心病）是孕期胚胎发育异常所引起的一种先天性疾病，是影响儿童运动能力的主要疾病之一。心脏先天性发育畸形的种类很多，包括室间隔缺损等。由于发育畸形导致血液流动异常，一方面会导致心脏负担加重；另一方面会使全身组织器官缺氧、营养不良、抵抗力下降，以致患儿易患感冒和出现运动能力差等现象。因此，对经常感冒和运动能力比较差的孩子，家长要考虑他是否患有先心病。在先心病早期，心脏的结构和功能异常程度相对比较轻，手术危险性小。因此，一旦被诊断为先心病的儿童宜尽早接受治疗。

二十三、小儿夜惊可发展成神经系统疾病

小儿夜惊是由于某种原因导致精神受刺激而引起夜间受惊，常表现为在入睡一段时间后，突然惊醒坐起、瞪目或哭闹、张大嘴、手乱舞、烦躁不安，表现种种恐怖状态。甚至有的患儿会起床精神恍惚地走动，做一些梦中的动作，或讲一些梦中的言语与事情，之后再入睡。醒来后记忆模糊。小儿夜惊发作次数不定，有的隔天发作一次，有的几天发作一次，严重的一夜可发作数次。白天休息不好，突然来到陌生的环境，看到紧张恐惧的电影、电视，受到意外的惊吓，睡前听到刺激性强烈的故事等均可导致夜惊。

对于小儿夜惊，家长一定要重视。如果任其发展下去，可逐渐转变为梦游、精神错乱及其他神经系统的病症。如果遇到小儿夜惊现象，家长首先要找出引起小儿夜惊的原因，尽快解除。其次要培养小儿的勇敢顽强精神，使其不容易产生恐怖心理。再次要合理安排小儿的作息时间，让孩子得到充分休息。尽量不看不听紧张、兴奋、恐惧、刺激性强的电视节目或故事。最后，家庭成员要和睦相处，不争吵、不打架，对小儿不要打骂训斥，以避免小儿受惊吓，让小儿有一个安定舒畅的环境。加深小儿睡眠，能防止和治疗小儿夜惊。

二十四、癫痫病患儿发作时的急救

癫痫是儿童期较为常见的慢性脑病。如遇患儿癫痫发作，首先要移开患儿周围可能造成伤害的东西，如尖锐的物品，但不能移动患儿或把患儿抱在怀中，也不要采取任何措施企图弄醒患儿，如用力按压或屈曲其身体或乱摇乱晃，因为这样反而会加重抽搐；更不要试图在患儿口中放置木筷、勺子等东西。有些家长担心患儿发作时咬伤舌头，情急之下将自己的手指放在患儿的牙齿间，这是绝对禁止的。在神志未完全恢复之前不要给患儿吃喝任何东西。当孩子抽搐发作结束后，轻轻地将患儿放好。现场救助者应等患儿完全恢复或急救医生到达现场后再离开。

二十五、青春期发育提前不等于性早熟

研究发现，促使当前儿童发育提前的因素有 3 种：生长发育的长期加速趋势、环境中类激素污染物的影响和摄入含有性激素的食物或药物。青春期发育提前是相对于群体而言的一种倾向，它是一个平均值，只能说明在同一个地区不同时间段内变化的现象；而性早熟是就个体而言的。一般来说，性早熟多数是一种病理性情况，但也有少数人可能是属于可逆的，比如孩子舔涂抹了含有雌激素化妆品的妈妈的脸而吸收的激素，一般可以去除。青春期发育提前和性早熟之间有一个度的界限和衡量标准，当青春期发育提前到一定程度时，就有可能变成性早熟，而性早熟通常是有诊断标准的，并需要进行专业治疗。针对青春期发育提前的现象，专家建议：家长给孩子选择食品时，要尽量选择一些天然的、有质量保证的食品。孩子应尽量少吃快餐，一定不要随便吃

不必要的营养品和保健品。孩子如经常饮用饮料，也有可能促使青春期发育提前。女孩性早熟一般表现为月经提前、发育提早，并且可能会影响到身高，以致长大后身材矮小。要预防女孩性早熟，尤其要注意肥胖症的发生，因为女孩肥胖更容易出现性早熟；相反，肥胖的男孩可能引起性发育偏晚。

因此，若家长发现孩子有性早熟的倾向或可能，就应该及时带孩子到医院找内分泌科的专科医生看病，绝不能由家长自己来判断和决定。如果儿童不是性早熟而被误诊，使用的药物会对儿童的性发育和心理发育都会产生很大影响；相反，如果儿童是性早熟而没有被诊断出来并进行相应的治疗将会被耽误终生，因为通常来说，错过时机再治疗就达不到应有的效果了。

第二节　儿童、少年外科疾病的防治与健康

一、孩子烫伤别乱抹

一个 3 岁的孩子在家玩耍时被一壶刚烧开的水浇到身上，造成头、颈部及全身多部位被烫伤，情急之下，家长在孩子烫伤的创面上抹满了黄酱。当孩子被送到医院时，医生需要耗费大量时间来清理创面黄酱，最后，发现孩子烫伤面积已达到 45%，有的皮肤已经脱落。专家介绍，烫伤是小儿常见的意外伤害之一，孩子被烫伤后，有的家长用黄酱、洗衣粉、牙膏等抹在孩子的创面上，这对孩子来说是有百害而无一利的。

专家提醒家长：孩子一旦发生热液烫伤，应尽快脱离热源，

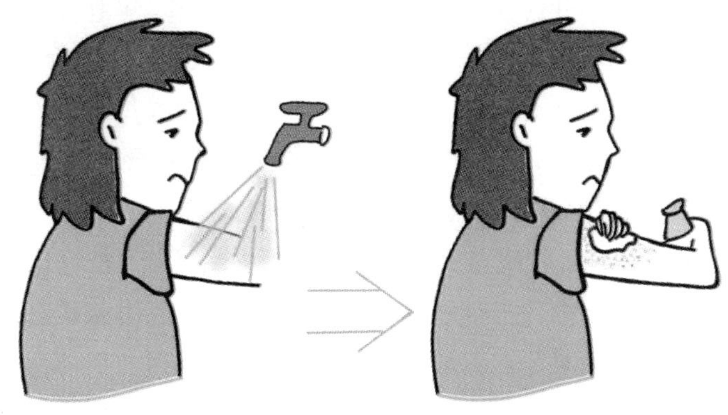

快速脱去烫伤部位的衣服，并用大量的冷水冲洗，然后去医院治疗。

二、小儿湿疹治疗有讲究

医生指出，患湿疹是孩子出生后对外界环境的自身免疫适应过程，接触一个新环境或一种新食物都可能让孩子过敏而产生湿疹。大多数孩子由于逐渐适应了环境，一般到 6 个月后身上的湿疹就减轻了，1 岁左右就不长湿疹了。对于不同程度的湿疹，我们该如何处理呢？比较轻的湿疹，比如皮肤有点变红、脱皮，有几个小的丘疹，可以不用药，注意生活护理，用点保湿的硅霜等就可以了；稍重一点的湿疹，可予以纯中药制剂治疗；严重的湿疹，比如大片红斑、有脱屑、有渗出，需要用激素软膏时，家长也不必有太多顾虑，目前，药市上给孩子用的激素软膏含激素量很少，在医生的指导下短期、局部、间断使用是安全的。

发生湿疹的孩子皮肤本来就非常敏感，因此不要让孩子穿得过多，这可能使湿疹加重。不少家长觉得患湿疹的孩子应该少洗澡，这是不对的。孩子应该勤洗澡，但尽量少用化学洗浴用品，用清水洗洗就行。

另外，有些孩子湿疹反复发作，程度较重，而且 1 岁多了还没有减弱的趋势，这可能是特应性皮炎的早期表现，家长应尽早带孩子到医院就诊。

三、幼儿须防凉席性皮炎

有些幼儿在凉席上睡觉之后，身体接触凉席的地方会红肿、刺痒、疼痛并起一些红色小疙瘩。这种皮肤病是由于睡凉席而引起的，故称为凉席性皮炎。

预防幼儿患凉席性皮炎，首先，每日应清洁凉席，优选原来用过的旧凉席,也可在新凉席上铺一层布，使幼儿皮肤不接触凉席。有些幼儿对草凉席过敏，可改用竹凉席。其次，螨虫等也可引起凉席性皮炎，要及时进行防治。除用湿布经常擦洗凉席外，还要用杀虫药物“消杀灭”“杀虫威”等喷洒。喷洒后 2 h，再用湿布把药液擦干净，防止凉席上的残留药物影响皮肤健康。肥胖幼儿爱出汗，睡前应在凉席上垫一层吸汗的棉布，防止出汗后汗液浸渍皮肤。凉席引起的皮肤炎症，要用温水将患处清洗、擦干，撒上痱子粉或抹上皮炎平软膏，病情严重者须及时去医院就诊。

四、儿童勿在烈日下暴晒

法国癌症研究所日前掀起宣传攻势，特别呼吁家长保护儿童，免受太阳暴晒，以防增加患黑色素瘤的危险。癌症预防专家警告说：孩子晒 4 min 的太阳，相当于成人晒 1 h。2000 年，法国发现了 7231 个黑色素瘤新病例(其中 52%是女性)，与 1978 年相比，黑色素瘤患者在男性中增加了 4 倍，在妇女中增加了 3 倍。这段时期里，黑色素瘤导致的死亡人数翻了一番。

专家指出：人人拥有一笔“防晒老本”，这是防范紫外线侵害的本钱，而不同肤色人种中的老本大小不一。若儿童时期过早晒太阳，就会迅速耗尽这笔资本，危害更大。

五、貌似“痱子”的白念皮炎

有的家长向医生诉说为什么孩子的“痱子”老是不见好，越用药情况越严重。专科大夫接诊后告知家长：孩子患的不是痱子，而是白念皮炎。

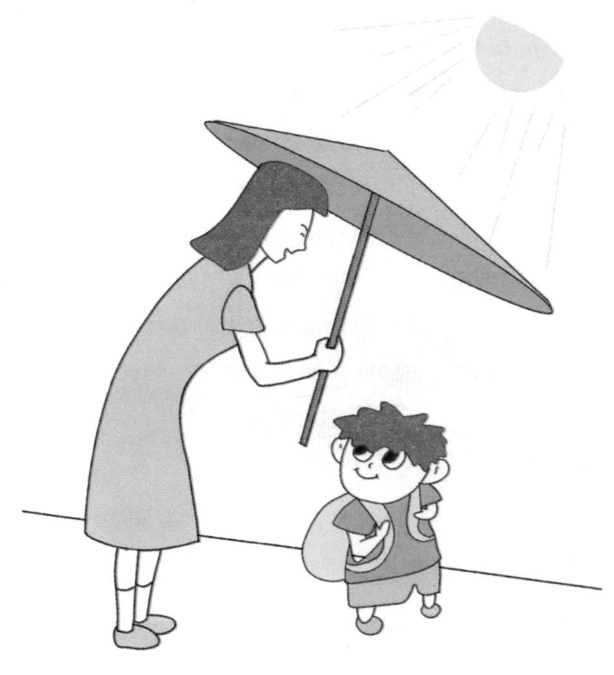

“白念皮炎”即白假丝酵母菌感染引起的皮肤炎症。一般多发于2岁以内的婴幼儿，是夏、秋季节的常见皮肤病，多发于孩子的颈部、大腿内侧、腋下等皱褶处，表现为成群集状的红色小丘疹，粗看似为“痱子”，细看其个头较“痱子”大，顶部圆钝，附有少许鳞屑，取鳞屑在显微镜镜检可发现特有的真菌孢子或菌丝。白念皮炎是潮湿、炎热所致的一种真菌在皮肤的异常繁殖，治疗不及时可引起鹅口疮、白念肠炎、皮肤糜烂等。白念皮炎外用治疗痱子或湿疹的药物无效，必须应用抗真菌药物才有好的疗效。护理方面应多给孩子洗澡，起居处应通风凉爽，保持易感部位的干燥、清洁。

六、儿童泌尿系感染要早治

小儿泌尿系感染是儿童时期的常见病、多发病，如治疗不及时，可能转成肾炎，甚至肾衰竭。

1. 泌尿系感染的症状

专家说，小儿泌尿系感染主要为细菌感染，最常见的是大肠埃希菌在尿液中繁殖损伤尿路黏膜所致，表现为尿频(小便次数增多)、尿急(一有尿意就迫不及待地要去解小便)、尿痛(小便时下腹疼)、遗尿(白天或夜间睡着后尿床)，统称为尿路刺激征。年龄越小，尿路刺激征越不典型，其表现为发热以及新生儿喂食困难、病理性黄疸，甚至体重不增等。此外，还有一些儿童并无症状，尿常规筛查可发现尿检异常。

2. 泌尿系感染的病因

泌尿系感染还经常有一些潜在病因，如泌尿系梗阻、畸形、膀胱输尿管反流等。特别是膀胱输尿管反流，由于膀胱输尿管连接部瓣膜作用不全，以至尿液自膀胱反流入输尿管、肾盂，常引起小儿反复的泌尿系感染。感染的尿液反流入肾组织，引起肾实质损害，可导致肾瘢痕形成、肾脏发育迟缓，最终可导致成年后发生高血压和终末期肾脏病。

3. 防治泌尿系感染的措施

(1)注意锻炼身体，增强体质，改善机体的防御功能，消除各种诱发因素。

(2)改变不良的生活习惯，教育孩子不要憋尿，因为憋尿会给细菌生长繁殖的机会；教育孩子特别是女孩大便后擦拭的正确方法，避免大便污染尿道。

(3)患了泌尿系感染，饮食要清淡，禁忌辛辣刺激食物，多吃蔬菜和水果。要注意休息，多饮水，勤排尿，每日尿量应在1500 mL以上。

七、小儿感染当心假性肠梗阻

小儿在受到巨细胞病毒、EB病毒侵袭而致消化道感染时，可能会诱发肠道运动功能的弥散性障碍，引起“胀、吐、闭、痛”及肠鸣音消失等肠梗阻征象，临床称为急性假性肠梗阻。如果不仔细检查，可能会被误诊为急性肠梗阻而白白“挨一刀”。

假性肠梗阻与急性肠梗阻的区别在于：①假性肠梗阻的腹胀

症状最为突出，往往要比腹痛更加明显；②假性肠梗阻的呕吐发生率较急性肠梗阻为低，患儿的一般情况也较急性肠梗阻为好；③体检若见上腹部膨隆明显，但无固定性压痛、反跳痛等，此为假性肠梗阻的典型体征；④腹部 X 线片检查无明显的阶梯影像，也无肠管内液气平面现象，有助于假性肠梗阻的诊断；⑤假性肠梗阻一般采取保守疗法，通过禁食、胃肠减压、静脉补液、维持水、电解质平衡等措施，可使患者腹胀、腹痛消失，肠鸣音恢复正常，而急性肠梗阻多需要手术治疗。

可见，在小儿罹患腹痛、腹泻等消化道感染疾病期间，若突发腹痛、腹胀加剧，伴呕吐或不伴呕吐，排便、排气减少时，应考虑急性假性肠梗阻的可能，及时去医院检查与治疗。

八、小孩也能累出颈椎病

近年来，颈椎病患者出现低龄化现象，许多患者是十来岁的小学生，甚至还有四五岁的患儿。专家表示，低龄的颈椎病患者多是由于长时间从事同一种姿势的活动所致。例如，有的家长要求孩子练习书法长达 2～3 h，再加上有些孩子写字时头低得过低，时间长了，就会造成颈部肌肉劳损；有的家长让孩子背着手风琴一练就是 1～2 h，十几斤重的手风琴压在孩子肩颈部，时间久了也会造成肌肉劳损。另外，长时间地进行舞蹈、武术、健身等练习，也会造成颈部肌肉损伤。

专家解释说，学龄前儿童因骨骼还未发育完全，过度劳累后出现的症状多是颈部肌肉劳损，如果没能及时进行调理与治疗，到十几岁时，就会发生骨质病变，成为真正的颈椎病。如果孩子经常说脖子痛、头痛、头晕，或出现颈部活动不灵活时，就有可

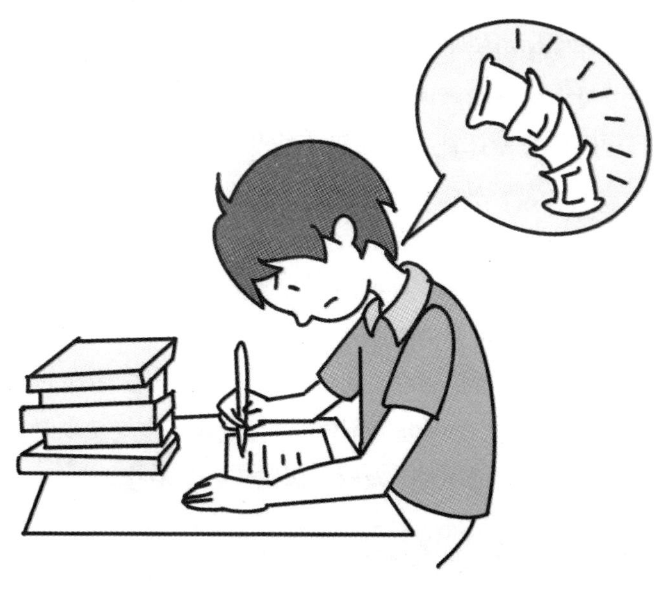

能是颈椎病的前兆，家长一定要引起注意。首先要去除诱因，如减少孩子写字、练琴的时间等，让颈部肌肉得以充分休息。如果经过充分休息后，症状仍然没有消失，家长就必须及时带孩子到医院进行检查。专家特别提醒，孩子出现颈部不适后，家长千万不能乱扭孩子的脖子。

九、别随意打小儿头部

小儿娇嫩的大脑封闭在坚硬的颅骨里面，也就是说，颅骨时刻保护着大脑，而大脑是中枢神经的所在地。小儿的大脑动脉和毛细血管发育不完善，倘若成人用手或用棍棒敲打孩子头颅骨，轻则可能致颅内毛细血管破裂出血，重则可引起颅内血肿，小儿就会出现头痛、呕吐、恶心，甚至昏迷等严重症状，如不及时抢救可危及生命。绝大多数孩子头部被打击后很可能只嚎哭一阵，既没有头痛、呕吐症状，也没有明显不适，但其中极少数孩子颅内可能会有一处或多处出血，随着时间的推移，颅内小的出血灶有的被吸收，有的则形成瘢痕组织而长期存在。这种病灶就像埋下的一颗定时炸弹，可能导致癫痫发作。小儿神经学家研究发现，如果小儿的头部经常受到外力的打击，即使打击的力度远远没有造成颅内微细血管破裂出血，也没有造成颅内血肿等器质性病灶，最终同样会破坏和干扰大脑神经内环境的稳定，导致神经细胞生化代谢异常，从而诱发癫痫。

十、预防儿童骨骺损伤

骨骺损伤是儿童特有的骨骼疾患，是儿童骨折的一种特殊类型。从骨骼的结构看，儿童和成人不一样，骨骺是儿童所特有的，是儿童骨骼生长的“发源地”，就像树的树根一样促进生长。一旦造成骨骺损伤，就有可能出现骨关节发育畸形，生长缓慢。据统计，骨骺损伤占儿童骨折的15%~30%，而骨骺板损伤导致生长畸形的比例为1%~10%。骨骺损伤的类型决定发生畸形的可能性。

Ⅰ型损伤是骨折线完全通过骨骺和骺板的闭合性损伤，但未波及干骺端(临床上称骨骺滑脱)。这种损伤多由剪切暴力所致，常见于婴儿。Ⅰ型损伤复位较容易，一般不会影响骨骺生长，预后良好。但是，股骨头和桡骨头的骨骺分离导致动脉受到损伤，从而破坏了骺板的血液运行，可能会引起股骨头、桡骨头的缺血性坏死。

Ⅱ型损伤是骨骺损伤中最常见的类型，其特点是骨骺分离加干骺端部分骨折，其诊断比Ⅰ型损伤容易。损伤是由剪切力加上弯矩造成，多见于10岁以上的儿童。闭合复位容易，一般不发生骨生长障碍，预后良好。

Ⅲ型损伤是骨折从关节面经过骨骺，属关节内骨折。由关节内剪切力引起，通常出现在胫骨远端。

Ⅳ型损伤涉及关节面、骨骺、全层骺板和部分干骺端，即关节内骨折加骺板和干骺端骨折。治疗上与Ⅲ型损伤相同，内固定用细而光滑的克氏针，该型损伤发生畸形的概率相对较高。

Ⅴ型损伤多由强大的挤压暴力造成，引起骺板的软骨组织压缩而造成严重破坏，即压缩性骨折，其后果非常严重，常导致骨生长畸形。由于损伤没有移位，X线片诊断困难，因此，一旦小儿肢体坠落性损伤或涉及骨骺附近的损伤，疼痛和肿胀持续一段时间，应考虑有骺板挤压伤的可能，需尽早就医。

第三节　儿童、少年五官科疾病的防治与健康

一、儿童近视元凶新发现

研究表明，化学物质和电磁波等环境因素也会降低孩子们的视力。有机磷剂除了作为农药杀虫剂以外，室内墙壁、窗帘上的防晒剂等化学物质中都含有有机磷剂。另外，还有喷雾式杀虫剂，家庭中的建材和塑料中都含有有机磷物质。尽管这些化学物质中所含每种有机磷剂的数量在安全值以

下，但几种有机磷剂混合在一起则是很危险的。对正在发育成长的孩子们来说，即使是很少的量，也会对其视力造成极大影响，所以不要轻易使用杀虫剂。专家还指出："电视机等发出的电磁波的危害性也是很大的。为了保护孩子眼睛，请记住专家的忠告：看电视 1 h 后要休息 15 min；离开屏幕 70 cm 以上基本上就不会受到电磁波的影响；关闭电视开关仍会有电磁波产生，所以睡觉之前最好切断电源。

二、开发孩子的视觉

开拓儿童智力，理当从开拓视觉做起。但大多数家长并不懂得多给孩子"看"，也就是我们所说的视力开拓过程，这一过程对孩子的未来非常重要。联合国《儿童权利公约》中有一句话就是："人类必须把最美好的东西呈现给儿童。"开发视觉并不难，但应特别注意正面引导视觉，不要给孩子看不好的图像，比如父母吵架扭曲的面孔、脏乱的房间，等等；诱导智力、视觉开发时最好是适当的年龄玩适当的游戏。专家把 0~6 岁的儿童进行视觉开拓的游戏分为以下 4 期。

(1)0~6 个月为黑白期。孩子在这个阶段看到的世界只是黑白的，最好在他眼前放一些存在黑白比拟色的玩具，刺激孩子的眼睛运动，同时也可以放些红色和其他明丽颜色的物品，为孩子进入色调期做预备。

(2)6~12 个月为色调期。11 个月的婴儿能精确辨别红、绿、黄、蓝四色，经常把这四种色调的图片分别拿给孩子识别，通过丰富多样、颜色鲜艳的图案刺激视觉，可以加快脑部视觉区发育。

(3)1~3岁为立体期。孩子开始对远近、前后、摆布等平面空间有了更多的认识。这时理应让孩子多玩积木和插塑玩具，锻炼孩子的手眼协调能力，对立方体形成初步的认识。同时不能忽视继续进行色彩训练，可以带孩子看霓虹灯、琳琅满目的商品橱窗等。

(4)3~6岁为空间期。孩子已能精确鉴别出物体的大小、上下、前后、左右、远近。通过走迷宫、拼图、橡皮泥等游戏，可以很好地锻炼其对物体空间关系的把握能力，并进一步培养孩子更细微的观察力。

专家提出，家长千万不要轻视孩子的视觉开发，一定要让孩子看好、玩对。看得更清楚，孩子更聪明。

三、斜视儿童戴镜的注意事项

斜视儿童大多戴远视眼镜，尤其是矫正内斜的眼镜，初戴时视力不仅不会提高，反而视物更模糊，有时还会引起头晕等不适，需要一个适应过程，因此许多儿童不愿戴矫正内斜的眼镜。这主要是因为远视眼镜的度数是在用阿托品散瞳、睫状肌完全麻痹的情况下检验出来的。在散瞳情况下感到合适的度数，一旦瞳孔恢复正常，睫状肌又恢复到紧张状态，部分远视度数被过强的调节掩盖了，初戴时会不适应。为了达到治疗目的，应强迫患儿坚持戴眼镜，经过一段时间的睫状肌被迫放松，便会逐步适应戴眼镜。眼镜配好后，必须坚持戴，除了睡觉外不可拿下，若停戴数日，睫状肌便会恢复紧张状态，再戴眼镜又会出现上述不适应的情况。儿童调节性内斜视一般要坚持戴眼镜3~6个月，才可看出效果。为斜视儿童配镜，应尽量选择不易碎的树脂镜片。但树脂镜片不耐磨，需加以保护。斜视儿童戴眼镜后，要定期到医院复查，一般每1~2个月复查1次，观察患儿戴眼镜后斜视度的变化及视力提高情况，以便医生随时了解治疗效果，根据患儿的变化情况制定下一步治疗方案，从而及时调整度数。

四、儿童远视和弱视

人正常眼轴长24 mm左右，出生时眼轴平均长约17.3 mm。随着体格的发育，眼球也在不断发育，眼的前后径逐渐增长，直至正常。有些儿童在眼的发育过程中，由于遗传因素和外界环境的影响，眼球发育落后或停止发育，就会成为远视眼。轻度的远视能被眼的调节功能克服而不表现出症状。但中度远视和高度远视即使在调节作用下也不能弥补，往往导致视力下降、眼疲劳等症状，眼睛过多地使用调节功能易产生调节性内斜视。如果不及时戴眼镜矫正，还会影响双眼视觉功能的发育，造成弱视。

专家说，对于儿童远视唯一合理、有效的治疗方法是配戴眼镜。儿童远视戴镜矫正必须逐年减少眼镜度数，6岁以前儿童远视应每半年检查1次，6岁以后可每年检查1次。一副眼镜不能长期戴下去，以免对眼部造成不可挽回的损失。

五、早产儿视网膜病变

视网膜病变是一种视网膜血管异常增殖引起的致盲性眼病，在发达国家早产儿视网膜病变的发病率为20%~40%。由于早产儿视网膜发育不成熟，故这种疾病多发生在早产儿、低体重儿，出生体重低于2 kg或胎龄不到37周的早产儿更是视网膜病变的高危人群。多数早产儿视网膜病变患者经过早期治疗后可以避免失明，但由于家长对早产儿视网膜病变认识不足，不少患者往往错过最佳治疗时间。早产儿视网膜病变的最佳治疗时间是在出生后4~6周，因此早产儿父母应尽早带上孩子到医院眼科进行眼病筛查。

六、声带长息肉是“破喉咙”

声带小结及声带息肉是声带的常见疾病，一般多发生于用嗓过度或发音不正确，长期吸烟、喝酒及身居刺激性环境的人群，如教师、营业员等容易发生声带息肉或长小结节。儿童出现此类病症是由于用嗓过度引起的，俗称“破喉咙”。很多儿童在校期间追逐嬉戏，反复长时间大声叫喊，日复一日，会引起声带水肿或血肿逐渐长有息肉或小结节。

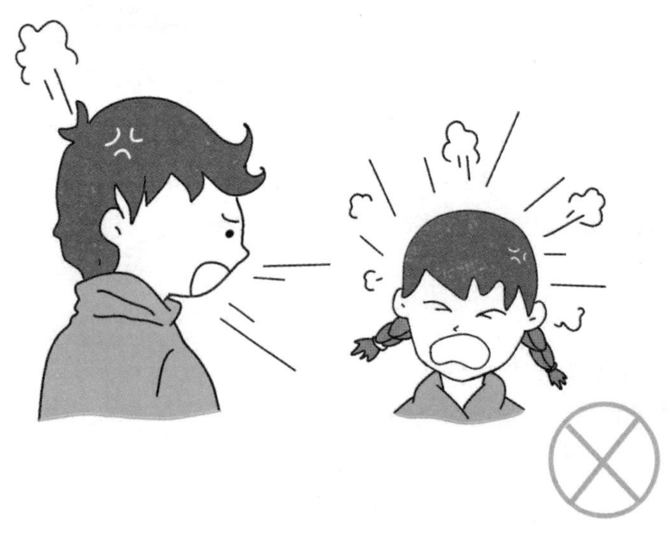

医生提醒家长，一旦患儿声音嘶哑超过10 d，就应该到耳鼻喉科门诊就诊。大多数患儿经过保守治疗后能够痊愈，有些患儿到青春期可自愈。

七、儿童急性中耳炎常伴感冒来

由于气温反复，小学五年级的兮兮受凉感冒了，妈妈没有在意，认为吃点药就会好。没想到半个月过去了，兮兮觉得耳朵里疼，耳鸣时伴有“噼啪”声，到医院检查后才知道，因为感冒治疗不及时得了急性中耳炎。

专家提醒，急性中耳炎是孩子感冒后常见并发症之一，其主要特征是听力下降并且鼓室内有积液，患病会出现三种症状：①急性中耳炎最明显的症状为轻微耳痛，同时耳内有闭塞感；②急性分泌性中耳炎病前多有感冒史，以后听力逐渐下降，并且自听增强，头位变动如前倾或偏向患侧时，听力可暂时性改善；③出现间歇性耳鸣，如“噼啪”声，当头部运动或打哈欠、擤鼻时，耳朵里可能出现气过水声。家长应该提高对这种疾病的认识，监督孩子加强身体锻炼，防止感冒。如果孩子患有急性鼻炎或急性咽炎，应积极治疗，要注意正确的擤鼻方法，患病期间避免乘坐飞机。

第四节　其他

一、孩子“上火”怎么办

进入夏季，经常听到家长说自己的孩子又“上火”了。所谓“上火”，其实是中医说的内生火热症，主要因阴阳偏盛偏衰引起。

中医认为的“心火”主要表现为口舌糜烂、生疮、舌尖红、多动心烦、急躁不安等。帮助孩子保持良好的心态，避免情绪波动，加减衣物要寒热适度，给孩子多吃蔬菜、水果，少食辛辣之物，多运动，孩子要多饮水，最好是温开水。

中医认为的“肝火”主要表现为急躁易怒、头痛眩晕、目赤耳鸣、口苦咽干。儿童较少见。养肝的关键在于制怒，同时要注意休息，防止过度疲劳。选菊花 10 g 加开水浸泡代茶饮，加少许冰糖，有清肝明目之功效。

儿童患小儿肺炎较多见，表现为间断咳嗽、咽喉干疼、呕吐黄痰、口干而渴喜冷饮等。在多风、干燥季节，要多饮水，室内要通风，多食蔬菜、水果，少吃橘子(生热生痰)，适当运动可增强免疫力。选梨数枚切块加水 500 mL，煮开 20 min 后加冰糖少许，有润肺止咳之功效。

中医认为小儿“胃火”表现为口腔溃疡、渴喜冷饮、大便秘结等。平时应少食刺激燥热食物，如火锅、生葱、蒜及肥甘厚味之物。多饮水，适当运动，多食蔬菜、水果。用鲜藕榨汁 150 mL，加蜂蜜 30 g，调匀内服，每天 2 次，连服数天，有润胃凉血降火之功效。

二、儿时莫埋病患根

提起高血压、冠心病、脑卒中、慢性阻塞性肺疾病、哮喘、骨质疏松、老年性痴呆等疾病，人们大都认为只有到了中老年才会患这些病。其实，病根的隐患早在儿时就已埋下了。科学家通过大量病理观察，一个人从 3 岁左右开始，动脉血管内膜表面便会出现脂质条纹，这种扁平或轻微突出的条纹富含脂质的淡黄色病变，虽说不会造成血管狭窄，却是日后罹患动脉粥样硬化的“土壤”。特别是有高血压、高血脂、糖尿病、冠心病家族史的人若忽视日常生活保健，易促使脂质条纹明显增厚，过量胆固醇或甘油三酯沉积在动脉血管壁上而形成粥样硬化斑块，动脉管腔会变得狭窄，从而导致心脑血管疾病的发生。

“摇篮”中的慢性阻塞性肺疾病萌芽研究表明，孩子出生后肺泡仍在继续发育，娇嫩脆弱，免疫系统发育也不完善，对外界环境的适应能力和抵抗力较差，稍有照顾不周，就容易引起呼吸道感染。患过支气管炎、肺炎等呼吸道感染的小儿，成年后慢性支气管炎的发病率高达 12.2%，比双肺健康的小儿高 6 倍。如果孩子生活环境不良，从小受到烟雾的侵害，成年后患慢性阻塞性肺疾病的危险性则更高。目前全世界哮喘患者多达 15 亿，我国也超过 1000 万患者，其中 35%为儿童。研究表明，在婴儿期间，肺脏正处在快速发育阶段，如周岁内接触蟑螂、杀虫剂、除草剂、家庭中油烟及处于被污染的环境等，都会增加患哮喘的危险。

三、孩子睡相异常是患病信号

症状一：孩子夜间睡觉前烦躁，入睡后易惊醒，面红，呼吸急促，脉搏增快，甚至每分钟超过 110 次。提醒：这预示着孩子即将出现发热。应该注意是否有感冒、腹泻等症状，并补充水分。如果已经有发热了，可采取物理降温的方式。

症状二：睡觉时孩子哭闹不停，还不时蹬被子、摇头抓耳，有时还伴有发热。提醒：可能是患了湿疹或中耳炎。应该及时检查孩子的耳道有无红肿现象，皮肤是否出现红点，如果有的话，及时将孩子送往医院诊治。

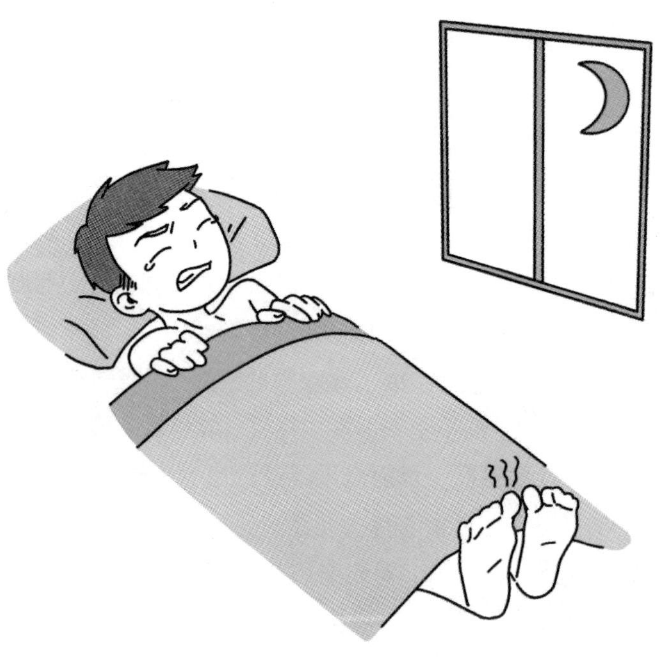

症状三：睡觉后不断地咀嚼、磨牙。提醒：孩子磨牙可能是得了蛔虫病，或是白天吃得太多，消化不良，还可能是牙齿生长发育不佳。可以去医院检查一下，如果是蛔虫病，可用孩子专用的驱虫药驱蛔虫；若不是蛔虫病，则应该合理安排孩子的饮食。

症状四：睡着后孩子四肢抖动。提醒：这是白天过度疲劳，或是精神受了过强的刺激、惊吓而引起的，家长不必过于担心。需要注意的是，孩子睡觉时听到较大响声而抖动是正常反应；若是毫无反应，而且平日爱睡觉，则当心可能是耳聋。

症状五：睡着后孩子手指或脚趾抽动且肿胀。提醒：这时要仔细检查一下孩子的手指，是否被蚊虫叮咬，或是否被头发或其他纤维物缠住。

症状六：孩子睡得不沉，经常翻动身体。提醒：孩子入睡后在床上翻滚的现象很常见。有些家长怕孩子睡觉时冷，让他穿着厚衣服睡觉；有的家长总是担心孩子吃不饱，晚上睡前还让他吃很多东西，睡觉前肚子总是胀得难受，所以睡觉睡不踏实。因此，家长应避免给孩子盖过厚的被子或穿过厚的衣服，睡觉前避免吃得过饱。

症状七：孩子经常在睡着后突然大声啼哭。提醒：这在医学上称为孩子夜间惊恐症。一般是由于白天受到不良刺激，如惊恐、劳累等引起的。所以，家长平时不要吓唬孩子，使其保持安静愉快的情绪。

四、专家告诫：慎拍胎儿“写真”

越来越多的孕妇热衷于“胎儿超声三维成像”术，对此医学专家指出：“胎儿超声三维成像术”并非十全十美。医用超声无害的前提是基于低输出声强而言的。而现在的超声设备通过提高声强以提升功能，从而使成像深度、清晰度提高。而声强的提高意味着采集信息时信噪比增高。国内外大量研究结果显示：超声波的声强越高，对照射部位相应的危害越大。以“胎儿超声三维成像”术为例，为了达到图像清晰的目的而提高声强，对胎儿致畸的可能性也相应增加。“胎儿超声三维成像”术是一种包括二维成像和胎儿超声心动图在内的检测，其真正意义是筛查胎儿是否有先天性畸形或疾病。单独的三维超声虽然可以任意变换角度，但由于某些原因，如胎儿用手挡住身体某个部位，该部位将无法准确显示，并且还要依赖于二维超声成像的支持。单纯的“胎儿超声三维成像”设备，是不可能百分之百地筛查出有疾病的胎儿。孕妇选择“胎儿超声三维成像”术的最佳时间应在孕期 21 周到 30 周之间。孕妇受检时间太早，胎儿没发育得很好，某些部位无法准确显示；时间太晚，胎儿躯干骨骼增大，会挡住一些重要结构的显示。因此，正确地看待“胎儿超声三维成像”术，对孕妇和胎儿均有积极意义。

五、激素退热利少弊多

目前，在儿科急诊中面对发高热的患儿，有的方法就是利用激素加快退热，但临床实践证明，滥用激素退热，会出现多种严重不良反应，特别是小儿最容易出现以下情况。

1. 降低免疫力

发热是人体抵御疾病的正常反应，使用激素会抑制体内淋巴细胞的发育和分化，从而降低免疫防御的正常反应，易诱发多种感染性疾病。所以，使用激素不但不具有抗菌作用且降低了机体的抗感染能力，使机体的抗病能力下降，反而有利于细菌和病毒的生长、繁殖和扩散。长期应用激素可诱发严重的感染。

2. 突发虚脱

因激素的退热作用明显，患儿体温突然下降，常伴有大汗淋漓、呼吸急促、心跳加快、胸闷和昏厥等虚脱现象。

3. 诱发胃肠道疾病

激素类药物可使胃酸、胃蛋白酶分泌增多，胃黏膜易受损，导致恶心、呕吐、反酸和食欲不振等症状。特别对小儿，可使小儿的蛋白质代谢降低，组织修复能力下降，极易损伤小儿娇嫩的胃肠道黏膜，造成终生性胃肠道疾病。

六、不能用激素促使孩子长高

面对身材矮小的孩子，有的家长听说激素类药物能使人长高，就跃跃欲试。其实引起小儿身材矮小的原因很多，即使治疗，也应该因“病”而异。孩子的身高在一定程度上受父母身高的影响，如较矮小的父母所生下的孩子也矮小一些，但 5 岁以前受遗传的影响较小。其次，体质性青春期发育延迟，出生时身高正常，以后生长发育缓慢，有的人要到 18 岁后最终身高才能达到成人正常水平。所以，要从增加营养、控制疾病、增强体育锻炼、保证充足睡眠上来促进身高的增长。如果是内分泌疾病引起的身材矮小，可用改善内分泌的药物治疗。如甲状腺功能减退症可用甲状腺素治疗，垂体性侏儒症可用生长激素或生长激素类似的药物进行治疗，但必须在医生指导下使用。性激素类药物，虽然可刺激蛋白质合成，有促进生长的作用，但其付出的代价是骨骺提早愈合，最终不会增加身高。

七、对症使用止咳糖浆

有些儿童一咳嗽，家长就去药店买止咳糖浆，下面介绍几种常见的止咳糖浆的适用范围和作用。

(1)非那根止咳糖浆：适用于呼吸道感染引起的咳嗽、咳痰及过敏性咳嗽，具有镇咳、祛痰和抗过敏的作用。

(2)复方美沙芬糖浆(速立糖浆)：适用于各种呼吸道炎症引起的咳嗽、咳痰，具有止咳、祛痰的作用。

(3)小儿联邦止咳露：这是一种复方可待因糖浆，可用于各种剧烈咳嗽、咳痰，具有镇咳、祛痰和抗过敏等复合作用。

(4)蛇胆川贝枇杷膏：适用于肺燥所致的咳喘，可润肺止咳、祛痰定喘。痰液清稀的时候要谨慎使用。

还需要注意的是，止咳糖浆的用量是很有讲究的，应严格按照产品说明书或遵医嘱服用。

八、别让推拿宝典伤害孩子

不少育儿网页上都转载了一本《儿童经络使用手册》。引用最多的是书中的一段内容："推肺经可根治孩子感冒、咳嗽等症，而且心、肝、肺经宜清不宜补，而脾、肾经宜补不宜清，清肺经可以先左手，后右手，按摩百下有余，可以止咳。"手册还详细记载了清肺经的方法。为了增加权威性，该书还称"儿童的穴位是处于漂移状态的"。对此，医学专家指出，推拿能够根治感冒，本身就有问题，"感冒只能说治愈，根治是不可能的，体质弱的婴幼儿经常会感冒”。小儿推拿，临床上一般认为是旋推为补、直推为清，而直推有向上(向心)为补，向下(离心)为清之说。但是实际应用时，也因穴位不同而有所不同。至于穴位是处于漂移状态的说法则从未听说过，各种典籍记载中，治疗儿童疾病的主要穴位都是一定的，穴位的位置也都是相对固定的。只是小儿推拿所用的穴位与成人推拿所用的穴位有很大区别，其穴位的敏感性与有效性会随着年龄增长而逐步衰退。中医推拿保健和治病要讲究辨证论治，同样的感冒、咳嗽，有时需要补肺经，有时需要清肺经；而宜清不宜补的是心经，如果实在需要补心经也可以通过先补后清。如果家长在家中通过推拿给孩子保健或者防病，可以通过捏脊的方式，因为这是最安全的。不少书中建议选用手上的穴位进行推拿，如果掌握不好，很容易适得其反。

九、谨防儿童口吃

口吃的发病年龄一般在 10 岁以下。现在对口吃的发病原因有两种观点：一种认为是先天遗传的；另一种认为是后天造成的。我们还是倾向于后天生成这种观点，因为语言是后天学会的。在孩子刚学会语言时，出现口吃的比例比较高(5%～10%)，家长遇到小孩口吃，不要着急忧虑。很多时候由于家长过多地管教或严厉地指责、校正给孩子的心理造成阴影，不少人就是这样成为口吃患者的。另外，疾病和生活压力过大也会造成口吃。口吃行为与语言中枢神经有关，处在语言学习阶段的儿童喜欢模仿，比如，在日常生活中，在电视或电影场面中，当出现有口吃情节时，出于强烈的好奇心和模仿兴趣，便会模仿和学习，久而久之，就变成了一种习惯性口吃，自己就成了一个真正的口吃患者。所以说模仿已成为儿童口吃的一大成因。一般情况下，儿童口吃不需要进行系统治疗。家长在与孩子交流时要做到和颜悦色，不要指责、批评他；当孩子出现口吃时，家长最好用他感兴趣和喜欢的事情吸引他的注意力；让孩子处于心情欢愉的状态。

十、儿童补钙莫忘缺锶

目前家长对儿童的补钙意识已十分重视及普遍，但他们忽视了体内锶与钙之间的变化。一般来说，钙补得越多，体内锶就越缺乏。最新研究资料表明，人体一日锶缺乏，将会引起体内代谢紊乱，同时会出现肢体乏力、出虚汗、骨骼发育迟缓，还会引起骨质疏松等严重后果。南京市儿童医院微量元素室研究人员的调查研究认为，孩子不注意粗粮和蔬菜的搭配食用，盲目补钙是引起儿童缺锶的主要原因。儿童应在医生指导下进行补钙，以避免缺锶。

十一、神经“报忧”勿压制

人体神经系统高度发达，神经的感觉功能时刻将人体各处的信息及时报告给大脑。作为医生，对其中使人忧虑的信息不能等闲视之，更不应强行压制。“报喜不报忧”，将使大脑信息闭塞。在临床上，如果不让感觉神经报告坏消息，小病将被拖成大病，大病将被贻误治疗。

例如有一个小儿因腹痛到某基层医院就诊，由于腹痛原因不明，医生嘱留院观察。到了半夜，患儿腹痛加剧，大喊大叫，呼天喊地，家长又心痛又焦急，不断责问医生，是什么病，为什么老不好？强烈要求值班医生打止痛针。经验不足的医生经不住家长苦苦纠缠，贸然注射了一支强止痛针。一针下去，药物迅速

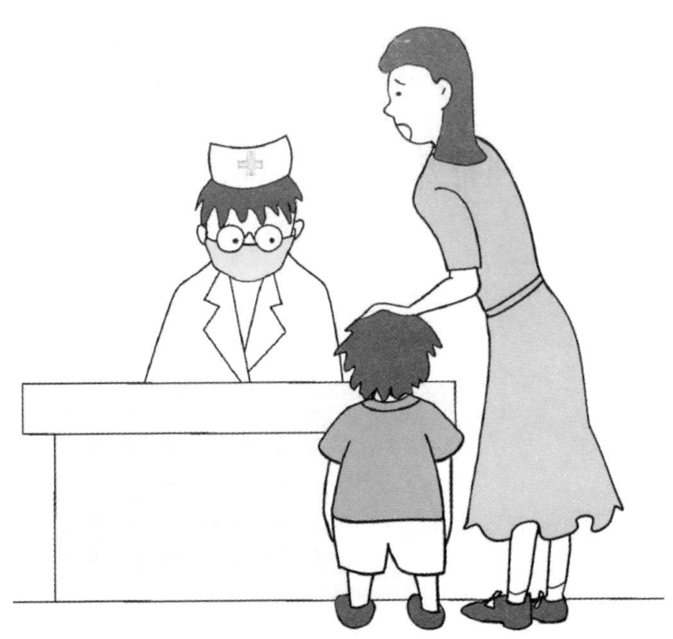

发挥作用，患儿的腹痛感觉消失得无影无踪，一夜安睡。医生、家长皆大欢喜。不料第二天黎明，患儿病情急转直下，腹痛变本加厉，面色苍白，血压下降。医生迅速将其转至上级医院，经积极救治，最后才将患儿从死神手中夺了回来，代价是切除长约 80 cm 的坏死小肠加上昂贵的医疗费用。原来，患儿得的是绞窄性坏死性肠梗阻。他出现的阵阵腹痛，是肠道神经向人体中枢连续发出火急的信息。如果医生能仔细观察，家长不那么步步紧逼，在病情转折的紧要关头，医生可及时发现病变，从而采取相应对策。然而，他们使用了“捂盖子”的错误做法，造成了虚假的安全感，实际上病变在不断进展，人却蒙在鼓里，毫无觉察。最终纸包不住火，损失可谓大矣！

第三章　女性特殊时期常见疾病防治与健康

第一节　女性生理期常见疾病防治与健康

月经，是女性的一种生理现象。月经的来潮，说明女性已经进入青春发育期，并将伴随女性直至进入更年期，真可谓形影不离。然而，有时候女性月经期间也常会伴随发生一些疾病，如月经疹、月经贫血、经期鼻塞、经期水肿等。因此，对于月经期间伴随发生的疾病，女性要引起高度重视，如不及时采取措施治疗或处理不当，将会给女性增添麻烦，为避免给女性健康造成损害，现将女性经期疾病防治浅谈如下。

一、月经疹

月经疹是指发生在月经周期内的皮疹。一般来讲，皮疹在月经来潮前 1~3 天发生，月经结束后的 1~2 天内消退。皮疹主要发生在面部、躯干和四肢的皮肤，皮损表现为红疱疹、荨麻疹、紫癜，眼眶周围色素沉着，有时口腔和阴道黏膜出现溃疡。个别患者还会出现全身性疱疹型月经疹，且病情严重，常伴有高热和全身不适等症状。不但影响了容貌、进食和行走，还影响了工作、学习、生活和身心健康。月经疹实际上是一种变态反应，是由于月经来潮前卵巢分泌的孕酮水平猛增，使身体发生了过敏。要预防月经疹的发生，可预防性服用己烯雌二醇。当出现月经疹时，可服用抗过敏药，必要时口服激素。

二、月经贫血

近年来发现许多青少年都患有贫血，其中以少女尤为多见。产生的原因与需铁量增加、铁质损失过多和摄入不足等有关。在正常的情况下，人体从食物中吸收的铁与排泄出去的铁质基本上是平衡的。但是，青春期女子由于生长发育，需铁量远远超过一般的需要量，一旦铁质摄入不足，就需要动用平时储存在肝、脾、骨髓中的铁质以保证细胞合成的需要。如果时间长了，不及时额外补充铁质，就会发生供不应求而致贫血。铁质损失过多与月经有关，这是因为有些女性得了青春期功能性子宫出血后，或者月经淋漓不尽，造成慢性失血，或者月经多如水冲，似血崩，造成急性大失血，这两种失血，都会带走大量的铁质，久而久之，发生贫血。还有不少女性为了追求苗条身材，盲目节食，还养成挑食、偏食的不良习惯，使铁质摄入不足，结果出现了贫血。所以，不要盲目节食，不要偏食和挑食，菜谱要广些，多吃些含铁量丰富的菜肴，可以考虑服用硫酸亚铁片。得了青春期功能性子宫出血，应及时到妇产科就诊。

三、经期鼻塞

鼻黏膜对雌激素的反应比较敏感，当月经即将来潮时，卵巢所分泌的雌激素水平升高，会使鼻腔黏膜充血、肿胀，从而导致鼻塞，有时还会出现鼻衄。经期鼻塞，随月经来临而出现，月经结束而消失，呈周期性出现。鼻塞时，可用两手指按摩鼻翼两侧的迎香穴。鼻塞严重、呼吸不畅时，可临时从鼻孔滴入1%麻黄素。如果发生鼻出血，也可滴入1%麻黄素，必要时鼻孔塞入棉球以压迫止血；若出血严重，上述止血法无效时应到医院耳鼻喉科处理。

四、经期水肿

有些女性在月经期出现水肿，水肿部位和程度因人而异，但以上眼睑较为明显。上眼睑肿胀，发亮光，患者有沉重感，严重时眼皮外观像"蚕宝宝"。面部水肿者有面部绷紧感，手指水肿时手指头有肿胀感，从而影响手指的灵活性。脚的水肿，使患者感到穿鞋紧脚，手按压足背及踝部皮肤时可出现凹陷。如果腹壁和腹腔脏器水肿，便会出现腹部膨胀感，体重增加和尿量减少。胃肠道水肿时，会出现食欲减退或腹泻。盆腔脏器水肿，可引起下腹部疼痛或有下坠感，在经前期达高峰，月经来后尿量增多，水肿减轻。产生经前水肿，是由于经前体内雌激素水平升高，造成水、钠潴留。防治的办法是注意饮食清淡，减少盐的摄入，出现水肿时，可口服利尿药，使小便排出增多，减轻水肿。

女性要高度重视经期疾病的防治，要及时采取治疗措施，及时合理给予处理，避免给自己的健康造成损害。

妇幼保健人员及妇产科医护人员在平时工作中要做好女性经期疾病防护的宣传教育工作，使女性懂得必要的妇科保健知识，确保女性经期身体健康。

第二节 女性妊娠期常见疾病防治与健康

妇女在妊娠后由于受多种因素的影响，可发生一些特发性疾病，了解常见妊娠期疾病的临床表现，有益于早期诊断、早期治疗。准妈妈必须掌握一些妇产科疾病的知识，保障妈妈和胎儿的健康，所以产前检查是必不可少的。

一、特发性妊娠黄疸

特发性妊娠黄疸临床主要表现在妊娠中晚期出现皮肤瘙痒、黄疸，分娩后症状迅速消失。皮肤瘙痒是首发症状，多发生在妊娠 28~30 周，瘙痒以躯干、下肢、手脚掌等部位为主，并随妊娠月份增加而逐渐增加，出现全身瘙痒，甚至影响睡眠，持续到分娩。15%~60%的黄疸发生于瘙痒后 7~15 d，分娩后 1 周黄疸消失，所以家长不用特别担心。

二、妊娠期急性脂肪肝

妊娠期急性脂肪肝多发生在妊娠晚期，起病急，病情凶险，病死率较高。临床表现为突然发生持续性恶心、呕吐并伴上腹部疼痛，厌油食。呕吐物先为食物，后为咖啡样物，有明显的腹胀及全身出血倾向，常伴有不同程度的意识障碍，易发生早产、死胎，对胎儿和自身有严重的影响。

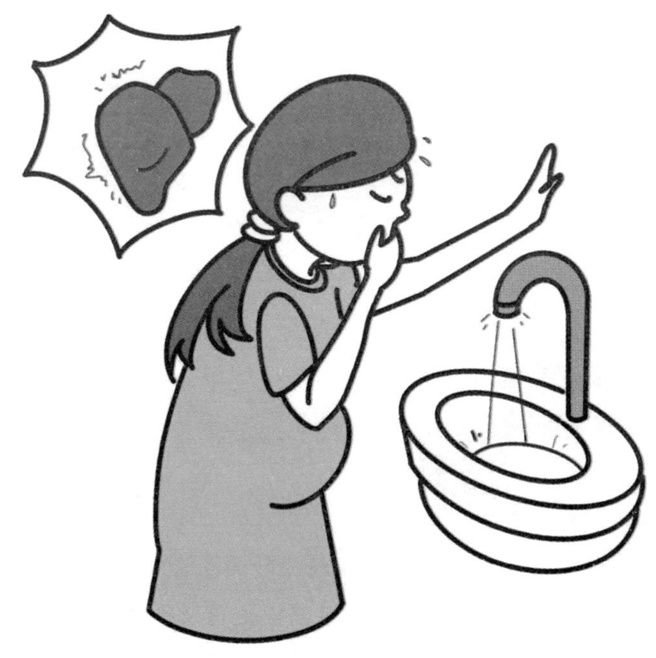

三、围产期心肌病

围产期心肌病是指没有心脏病，又排除其他心血管疾病，而在妊娠最后 3 个月或在产后 6 个月内发生累及心肌为主的一种心脏病，因其主要是发生在围产期，故称为围产期心肌病。围产期心肌病与妊娠密切相关，多与年龄偏大、肥胖、多次妊娠、慢性高血压、遗传性疾病等因素有关。围产期心肌病的临床表现特点为距分娩期越近，临床症状越明显。开始表现为咳嗽、端坐呼吸等典型心力衰竭表现。一般先出现左心衰竭，随后出现右心衰竭，甚至全心衰竭，故父母及亲属要特别注意。

四、头痛

有些准妈妈在怀孕早期可能出现头痛现象，这种症状属于常见的早孕反应。

冷敷或热敷：如果出现紧张性头痛，热敷和冷敷都是可以采取的方式，将热毛巾或者包着冰袋的毛巾放在额头上，如果是偏头痛发作，冷敷的效果会更好。

不要饿肚子或口渴：最好少吃多餐，能够预防低血糖，因为头痛的常见原因就是低血糖，如果工作繁忙或经常外出旅行等，可以在包中放入饼干、水果等，但不要直接吃糖，因为这样会导致血糖猛增。

此外，一定要多喝水，保持充足的水分，如果孕妇已经出现头痛症状，且不久前还出现了呕吐，建议孕妇喝少量水，避免大口地喝。

五、胃痛

随着子宫逐渐变大，准妈妈的肠胃增加了很大的压力，而且激素使食管和胃的肌肉变得松弛，从而导致胃酸容易向上翻涌，并使胸部产生灼热感。为了缓解胃部疼痛，准妈妈应每日少食多餐，少吃酸辣食物，餐后 30 min 内不要躺卧(吃饭时尽量坐直，这样胃酸就不容易向上走)。如果你晚上经常出现胃痛，可在医生的指导下服用抗酸剂，在睡前服用，以舒缓疼痛。

在妊娠期间准妈妈们应注意以下几点：

(1)营养充足：饮食上既要重视质量，又要注意适量，不能偏食，蛋白质、维生素、糖类、矿物质等都要充足，且不要过量，也不要过度进补，以免造成胎儿过度肥胖，不利于分娩。

(2)衣物干净、卫生、舒适：有些准妈妈为了追求美丽而采取束腰、束腹等形式，这样会影响胎儿的正常发育；鞋子应选择舒适的平底鞋，不要穿高跟鞋，以免摔跤导致流产，而且穿高跟鞋对胎儿的心脏不好。

(3)要有足够的睡眠：睡眠充足且质量要好，不应过度劳累。

(4)做些适当的运动：如散步、慢跑、登山、郊游等，这些轻微的运动有助于顺利生产，但切记不要做太过激烈的运动或进行繁重的体力劳动。

(5)清洁：保持自身的清洁卫生，以免染上疾病。

(6)定期做产前检查：到医院做产检一方面让孕妇了解自己的身体情况，另一方面可评估胎儿是否健康正常发育，做到早发现早治疗。

(7)心理方面：孕妇在怀孕期间保持愉快稳定的心情，孩子出生后也能较好地适应外界环境，情绪也会较稳定。

(8)夫妻关系和谐：丈夫要给予妻子足够的关心和疼爱，让妻子保持平和的心态，有良好夫妻关系的父母生下的孩子一般都是乐观向上的。

第三节　女性老年期常见疾病防治与健康

老年妇女绝经后雌激素水平下降，比男性更容易患心血管疾病和骨质疏松症，因此，在一定意义上，老年妇女的营养和膳食更应该受到重视。

一、骨质疏松症

骨质疏松症是一种与衰老有关的常见病，其后果是骨折，以及由骨折引起的疼痛、骨骼变形，严重者可出现合并症，甚至死亡等问题，严重损害老年人的健康和生活质量。

（一）影响骨质疏松的因素

雌激素缺乏是绝经后骨质疏松的主要病因。妇女绝经后，体内雌激素水平下降，骨代谢发生明显变化，主要是骨吸收作用增强。虽然骨重建也增强，但骨吸收和骨破坏过程远远超过骨形成的过程，进而造成骨量不断丢失，绝经后妇女发生骨质疏松症的比例显著高于男性，且绝经后 10 年内骨量丢失速度最快。

营养因素对骨质疏松症也有一定的影响，低钙摄入会加速绝经后骨质的丢失，特别是骨峰值低的妇女更易发生骨质疏松症；维生素 D 摄入不足可影响肠道钙的吸收和转运，而且长期维生素 D 缺乏可引起骨软化症，增加骨折的风险；营养不足或蛋白质摄入过多、高磷及高钠饮食、大量饮酒、过量咖啡等均为骨质疏松症的危险因素。

（二）骨质疏松症的防治

（1）提高峰值骨量。从儿童期开始注意补充足够的钙量，青春期应摄入 1000 mg/d 以上的钙。

（2）适度体力活动。负重运动有利于骨骼发育及骨量增加，同时户外活动时接受日光照射可增加维生素 D 的合成。

(3)避免不良习惯。如吸烟、过量饮酒、咖啡都不利于提高峰值骨量，在围绝经期(更年期)更会增加骨矿丢失。

(4)钙的补充。绝经后妇女钙的推荐摄入量(RNI)为1000～1500 mg/d(用雌激素者，建议RNI为1000 mg/d；不用雌激素者，建议RNI为1500 mg/d)。钙来源应以饮食为主，但从饮食中不易达到上述推荐摄入量者，可选用加钙食品和钙补充剂。

(5)补充维生素D。注意每日应有一定时间的户外活动，并可适当补充维生素D。

(6)补充大豆异黄酮类。补充依普拉封600 mg/d和大豆异黄酮80 mg/d或以上者，有可能减少骨量的丢失。

(7)使用治疗骨质疏松症的药物。雌激素类、双磷酸盐类、活性维生素D类等药物可降低骨折的发病率，应在医生指导下使用。

二、高血压、高脂血症与冠心病

妇女绝经后高血压发生率高于男性；绝经后雌激素下降可引起血脂异常、糖代谢异常等，从而使得冠心病的发病率快速增加。冠心病是50岁以上妇女的首要死因，女性心脏猝死率为男性的1/3，而女性心肌梗死病死率高于男性。与冠心病有关的营养因素包括能量、饱和脂肪摄入过多，以及维生素、膳食纤维摄入不足。

(1)控制能量摄入，控制体重，推荐低脂肪(供能比为25%)、高碳水化合物(供能比为60%以上)的膳食。建议采用含油酸及多不饱和脂肪酸的油脂，如茶油、橄榄油、鱼油、玉米油等，胆固醇摄入量在300 mg/d以下。

(2)富含纤维、高营养、低盐膳食，食盐摄入控制在6 g/d以下；相对的富含维生素、高钙、高镁、高钾膳食，多食蔬菜、水果和薯类；钙供给在1 g/d以上。

(3)增加大豆类食品的摄入。大豆蛋白干扰肠道胆固醇的吸收，大豆异黄酮有植物雌激素作用，大豆卵磷脂、植物固醇均有利于血脂正常。

(4)补充维生素。补充叶酸400~800 μg/d，吡多醇(维生素B_6)2~4 mg/d，以降低血浆同型半胱氨酸浓度。补充烟酸(维生素B_5 20 mg/d)，维生素C(100 mg/d)以降血脂。

第四章　常见慢性疾病的防治与家庭护理

第一节　常见慢性疾病

心血管系统疾病：如冠心病、高血压、慢性心力衰竭、心律失常、心肌病、血栓性静脉炎等。

神经系统疾病：如脑梗死、脑出血后遗症、周围神经病变等。

风湿免疫性疾病：如风湿性关节炎、类风湿关节炎等。

内分泌系统疾病：如糖尿病、甲状腺疾病、痛风等。

呼吸系统疾病：如慢性阻塞性肺疾病、支气管哮喘等。

第二节　心血管系统疾病的防治与家庭护理

一、冠心病

冠状动脉粥样硬化性心脏病是冠状动脉发生动脉粥样硬化

病变而引起血管腔狭窄或阻塞，造成心肌缺血、缺氧或坏死而导致的心脏病，常常被称为“冠心病”。但是冠心病的范围可能更广泛，还包括炎症、栓塞等导致的管腔狭窄或闭塞。世界卫生组织将冠心病分为 5 大类：无症状心肌缺血（隐匿性冠心病）、心绞痛、心肌梗死、缺血性心力衰竭（缺血性心脏病）和猝死。近年趋向于根据发病特点和治疗原则不同分为慢性冠状动脉疾病和急性冠状动脉综合征，前者包括稳定型心绞痛、缺血性心肌病和隐匿性冠心病等；后者包括不稳定型心绞痛、非 ST 段抬高型心肌梗死和 ST 段抬高型心肌梗死，也有将冠心病猝死包括在内。

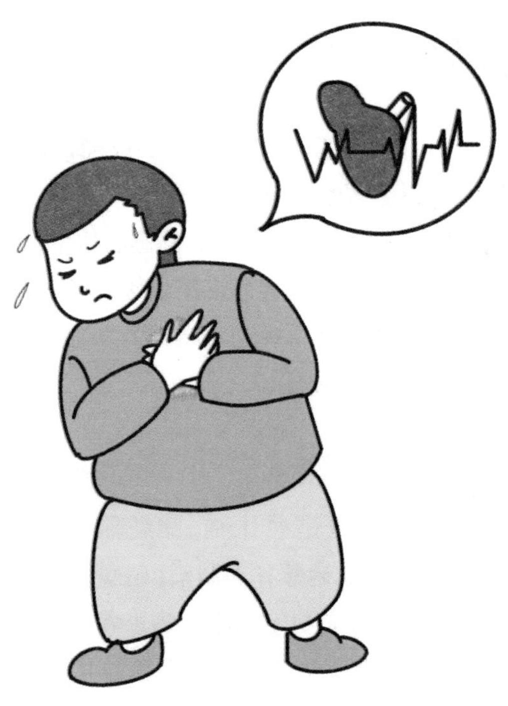

冠心病的治疗包括以下几点：①生活习惯改变。戒烟限酒，低脂低盐饮食，适当体育锻炼，控制体重等。②药物治疗。抗血栓（抗血小板药物、抗凝药物），减轻心肌氧耗（β受体拮抗药），缓解心绞痛（硝酸酯类药物），调脂稳定斑块（他汀类调脂药）。③血运重建治疗。介入治疗（血管内球囊扩张成形术和支架植入术）和外科冠状动脉旁路移植术。药物治疗是所有治疗的基础。介入治疗和外科手术治疗后也要坚持长期的标准药物治疗。对同一患者来说，处于疾病的某一个阶段时可用药物理想地控制，而在另一阶段时单用药物治疗效果往往不佳，需要将药物治疗与介入治疗或外科手术联合使用。

（一）药物治疗

药物治疗的目的：缓解症状，减少心绞痛的发作及心肌梗死；延缓冠状动脉粥样硬化病变的进展，并减少冠心病患者的死亡风险。规范药物治疗可以有效地降低冠心病患者的病死率和再缺血事件的发生，并改善患者的临床症状。而对于部分血管病变严重甚至完全阻塞的患者，在药物治疗的基础上，血管再建治疗可进一步降低患者的病死率。

1. 硝酸酯类药物

硝酸酯类药物主要有硝酸甘油、硝酸异山梨酯（消心痛）、5-单硝酸异山梨酯、长效硝酸甘油制剂（硝酸甘油油膏或橡皮膏贴片）等。硝酸酯类药物是稳定型心绞痛患者的常规用药。心绞痛发作时可以舌下含服硝酸甘油或使用硝酸甘油气雾剂。对于急性心肌梗死及不稳定型心绞痛患者，先静脉给药，病情稳定、症状改善后改为口服或皮肤贴剂，疼痛症状完全消失后可以停药。硝酸酯类药物持续使用可发生耐药性，有效性下降，可间隔8~12 h服药，以减少耐药性。

2. 抗血栓药物

抗血栓药物包括抗血小板药物和抗凝药物。抗血小板药物主要有阿司匹林、氯吡格雷(波立维)、替罗非班等，可以抑制血小板聚集，避免血栓形成而堵塞血管。阿司匹林为首选药物，维持量为每天75~100 mg，所有冠心病患者若没有禁忌证应该长期服用。阿司匹林的不良反应是对胃肠道的刺激，胃肠道溃疡患者要慎用。冠状动脉介入治疗术后应坚持每日口服氯吡格雷，通常服用6~12个月。

抗凝药物包括普通肝素、低分子肝素、磺达肝癸钠、比伐卢定等。通常用于不稳定型心绞痛和心肌梗死的急性期，以及介入治疗术中。

3. 纤溶药物

纤溶药物主要有链激酶、尿激酶、组织型纤溶酶原激活剂等，可溶解冠状动脉闭塞处已形成的血栓，开通血管，恢复血流，用于急性心肌梗死发作时。

4. β受体拮抗药

β受体拮抗药既有抗心绞痛作用，又能预防心律失常。在无明显禁忌时，β受体拮抗药是冠心病的一线用药。常用药物有美托洛尔、阿替洛尔、比索洛尔、卡维地洛、阿罗洛尔(阿尔马尔)

等。β 受体拮抗药禁忌和慎用的情况有哮喘、慢性气管炎及外周血管疾病等。

5. 钙通道阻滞药

钙通道阻滞药可用于稳定型心绞痛的治疗和冠状动脉痉挛引起的心绞痛。常用药物有：维拉帕米、硝苯地平控释剂、氨氯地平、地尔硫䓬等。不主张使用短效钙通道阻滞药，如硝苯地平片。

6. 肾素血管紧张素系统抑制药

肾素血管紧张素系统抑制药包括血管紧张素转换酶抑制药（ACEI）、血管紧张素Ⅱ受体拮抗药（ARB）以及醛固酮拮抗药。对于急性心肌梗死或近期发生心肌梗死合并心功能不全的患者，尤其应当使用此类药物。常用 ACEI 类药物有：依那普利、贝那普利、雷米普利、福辛普利等。如出现明显的干咳，可改用血管紧张素Ⅱ受体拮抗药。血管紧张素Ⅱ受体拮抗药包括：缬沙坦、替米沙坦、厄贝沙坦、氯沙坦等。用药过程中要注意防止血压偏低。

7. 调脂治疗

调脂治疗适用于所有冠心病患者。冠心病患者在改变生活习惯基础上，应给予他汀类药物。他汀类药物的主要作用是降低低密度脂蛋白胆固醇，治疗目标为下降到 80 mg/dL。常用药物有洛伐他汀、普伐他汀、辛伐他汀、氟伐他汀、阿托伐他汀等。最近研究表明，他汀类药物可以降低病死率及发病率。

(二)经皮冠状动脉介入治疗

经皮冠状动脉腔内成形术(PTCA)应用特制的带气囊导管，经外周动脉(股动脉或桡动脉)送到冠状动脉狭窄处，充盈气囊可扩张狭窄的管腔，改善血流，并在已扩开的狭窄处放置支架，预防再狭窄。还可结合血栓抽吸术、旋磨术。适用于药物控制不良的稳定型心绞痛、不稳定型心绞痛和心肌梗死患者。心肌梗死急性期首选急诊介入治疗，时间非常重要，越早越好。

(三)冠状动脉旁路移植术

冠状动脉旁路移植术(简称冠脉搭桥术，CABG)通过恢复心肌血流的灌注，缓解胸痛和局部缺血，改善患者的生活质量，并可以延长患者的生命。适用于严重冠状动脉病变的患者，不能接受介入治疗或治疗后复发的患者，以及心肌梗死后心绞痛，或出现室壁瘤、二尖瓣关闭不全、室间隔穿孔等并发症时，在治疗并发症的同时，应该行冠状动脉搭桥术。手术的选择应该由心内科医生、心外科医生与患者共同决策。

(四)家庭护理

冠心病的平时生活护理要因时而异，根据不同季节特点进行护理，生活护理的内容主要有生活环境、睡眠等方面。护理人员必须随时了解患者的心理状态、性格特征、喜恶嗜好等。

(1)对症处理：心绞痛发作时，立即停止活动，就地休息；遵医嘱给予硝酸甘油，亚硝酸异戊酯舌下含服；描记心电图，必要时吸氧。

(2)健康指导：①低盐、低脂饮食，不宜过饱，保持排便通畅；②与患者讨论心绞痛发作的诱因时，考虑预防措施；③介绍预防心绞痛的预防方法，发作时立即停止活动，就地休息，舌下含服硝酸甘油，若疼痛频繁，立即去医院就诊；④缓解期鼓励患者进行少量活动，活动以不引起并发为限度；⑤坚持按医嘱服药，准备急救箱，急救箱里的药品按时更换，防止过期。

冠心病患者及其家属要明白，俗话说：三分治疗，七分护理。护理对机体的康复和预后都有重大影响。

二、高血压

高血压(hypertension)是指以体循环动脉血压[收缩压和(或)舒张压]增高为主要特征(未使用降压药物的情况下诊室收缩压≥140 mmHg①，舒张压≥90 mmHg)，可伴有心、脑、肾等器官的功能或器质性损害的临床综合征。高血压是最常见的慢性病，也是心脑血管病最主要的危险因素。正常人的血压随内外环境变化在一定范围内波动。在整体人群中，血压水平随年龄增长而逐渐升高，以收缩压升高更为明显，但50岁后舒张压呈现下降趋势，脉压也随之加大。近年来，人们对心血管病多重危险因素的作用以及心、脑、肾靶器官保护的认识不断深入，高血压的诊断标准也在不断调整，目前认为同一血压水平的患者发生心血管病的危险不同，因此有了血压分层的概念，即发生心血管病危险度不同的患者，适宜血压水平应有不同。血压值和危险因素评估是诊断和制定高血压治疗方案的主要依据，不同患者高血压

① 1 mmHg=133.32 Pa

管理的目标不同，医生面对患者时，应在参考标准的基础上，根据其具体情况判断该患者最合适的血压范围，采用针对性的治疗措施。在改善生活方式的基础上，推荐使用 24 h 长效降压药物控制血压。除评估诊室血压外，患者还应注意家庭清晨血压的监测和管理，以控制血压，降低心脑血管事件的发病率。

（一）原发性高血压的治疗

1. 治疗目的及原则

高血压治疗的主要目标是血压达标，降压治疗的最终目的是最大限度地减少高血压患者心脑血管病的发病率和病死率。降压治疗应该确立血压控制目标值。高血压常常与其他心脑血管病的危险因素合并存在，如高胆固醇血症、肥胖、糖尿病等，协同加重心血管疾病危险，治疗措施应该是综合性的。不同人群的降压目标不同，普通患者的降压目标为 140/90 mmHg 以下，对合并糖尿病或肾脏疾病等高危患者，应酌情将血压降至更低。对所有患者，不管其他时段的血压是否高于正常值，均应注意清晨血压的监测，研究显示半数以上诊室血压达标的患者，其清晨血压并未达标。

（1）改善生活行为：①减轻并控制体重；②减少钠盐摄入；③补充钙和钾盐；④减少脂肪摄入；⑤增加运动；⑥戒烟、限制饮酒；⑦减轻精神压力，保持心理平衡。

（2）血压控制标准个体化：由于病因不同，高血压发病机制不尽相同，临床用药应分别对待，选择最合适的药物和剂量，以获得最佳疗效。

(3)多重心血管危险因素协同控制：降压治疗后尽管血压控制在正常范围，血压升高以外的多种危险因素依然对预后产生重要影响。

2. 降压药物治疗

对检出的高血压患者，应使用推荐的起始治疗与维持治疗的降压药物，特别是每日给药 1 次能控制 24 h 并达标的药物，具体应遵循 4 项原则，即小剂量开始，优先选择长效制剂，联合用药及个体化。

(1)降压药物种类：①利尿药；②β 受体拮抗药；③钙通道阻滞药；④血管紧张素转换酶抑制药；⑤血管紧张素 Ⅱ 受体拮抗药。

应根据患者的危险因素、靶器官损害及合并临床疾病的情况，选择单一用药或联合用药。选择降压药物的原则如下：

1)使用半衰期为 24 h 及以上、每日一次服药能够控制 24 h 的降血压药物，如氨氯地平等，避免因治疗方案选择不当导致的医源性清晨血压控制不佳；

2)使用安全、可长期坚持并能够控制每一个 24 h 血压的药物，提高患者的治疗依从性；

3)使用心脑获益临床试验证据充分并可真正降低长期心脑血管事件的药物，减少心脑血管事件发生，改善高血压患者的生存质量。

(2)治疗方案：大多数无并发症或合并症患者可以单独或者联合使用噻嗪类利尿药、β 受体拮抗药等。治疗应从小剂量开始，逐步递增剂量。临床实际使用时，患者心血管危险因素状况、靶器官损害、并发症、合并症、降压疗效、不良反应等，都会影响降压药的选择。2 级高血压患者在开始时就可以采用两种降压药物联合治疗。

（二）继发性高血压的治疗

继发性高血压的治疗主要是针对原发病的治疗，如嗜铬细胞瘤引起的高血压，肿瘤切除后血压可降至正常；肾血管性高血压可通过介入治疗扩张肾动脉。对原发病不能手术根治或术后血压仍高者，除采用其他针对病因的治疗外，还应选用适当的降压药物进行降压治疗。

（三）预防

高血压是一种可防可控的疾病，对血压为 130～139 mmHg/85～89 mmHg 正常高值阶段、超重/肥胖、长期高盐饮食、过量饮酒者应进行重点干预，定期健康体检，积极控制危险因素。

针对高血压患者，应定期随访和测量血压，尤其是要注意清晨血压的管理，积极治疗高血压（药物治疗与生活方式干预并举），减缓靶器官损害，预防心、脑、肾并发症的发生，降低致残率及病死率。

（四）家庭护理

1. 护理评估

（1）询问患者有无原发性高血压的危险因素。

（2）评估患者的生命体征及血压的波动范围。

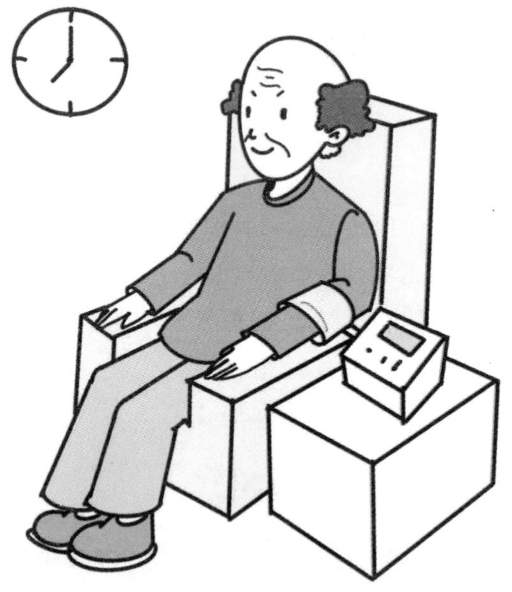

（3）询问患者有无头痛、胸闷、恶心等症状。

（4）评估患者对疾病的认识、用药史及对用药的依从性。

2. 护理措施

（1）根据患者的血压合理安排休息和活动，保证充足的睡眠。用药后注意预防直立性低血压。

（2）饮食：给予低盐、低脂、清淡易消化的饮食。宜少食多餐，忌暴饮暴食，戒烟酒。

（3）密切观察生命体征及病情变化，严防高血压危象的发生。

（4）遵医嘱给予降压治疗，观察降压药的疗效和不良反应。

（5）保持大便通畅，忌用力排大便。

(6)并发心力衰竭、肾功能不全、高血压脑病者按相关疾病护理常规护理。

(7)给予心理护理，保持情绪稳定。

三、慢性心力衰竭

心力衰竭是由于心肌梗死、心肌病、血流动力学负荷过重、炎症等原因引起的心肌损伤，造成心肌结构和功能的变化，最后导致心室泵血或充盈功能低下。临床主要表现为呼吸困难、乏力和体液潴留。慢性心力衰竭(chronic heart failure，CHF)是指持续存在的心力衰竭状态，可以是稳定、恶化或失代偿。治疗心力衰竭的目标不仅要改善症状、提高生活质量，而且要针对心肌重构的机制，延缓和防止心肌重构的发展，降低心力衰竭的住院率和病死率。

(一)治疗

慢性心力衰竭(CHF)的治疗已从利尿、强心、扩血管等短期血流动力学/药理学措施，转为以神经内分泌抑制药为主的长期的、修复性的策略，目的是改变衰竭心脏的生物学性质。

1. 病因治疗

控制高血压、糖尿病等危险因素，使用抗血小板药物和他汀类调脂药物进行冠心病二级预防。

2. 改善症状

根据病情调整利尿药、硝酸酯类药物和强心药的用法用量。

3. 正确使用神经内分泌抑制药

从小剂量增至目标剂量或患者能耐受的最大剂量。

4. 监测药物反应

(1)水、钠潴留减退者，可逐渐减少利尿药剂量或小剂量维持治疗，早期很难完全停药。每日体重变化情况是检测利尿药效果和调整剂量的可靠指标，可早期发现体液潴留。在利尿药治疗时，应限制钠盐摄入量(<3 g/d)。

(2)使用正性肌力药物的患者，出院后可改为地高辛，反复出现心力衰竭症状者停用地高辛，否则易导致心力衰竭加重。如出现厌食、恶心、呕吐时，应测地高辛浓度或试探性停药。

(3)ACEI(或 ARB)每 1~2 周增加一次剂量，同时监测血压、血肌酐和血钾水平，若血肌酐显著升高[>265. 2 μmol/L(3 mg/dL)]、有高钾血症(>5. 5 mmol/L)或有症状性低血压(收缩压<90 mmHg)时应停用 ACEI(或 ARB)。

(4)病情稳定、无体液潴留且心率≥60 次/min 的患者，可以逐渐增加 β 受体拮抗药的剂量，若心率<55 次/min 或伴有眩晕等症状时，应减量。

5. 监测频率

患者应每天自测体重、血压、心率并登记。出院后每 2 周复诊 1 次，观察症状、体征并复查血液生化，调整药物种类和剂量。病情稳定 3 个月且药物达到最佳剂量后，每个月复诊 1 次。

（二）预防

慢性心力衰竭的治疗必须依靠患者配合，患者教育有助于提高治疗的依从性。

（1）了解治疗的目的和目标，定期复诊，遵医嘱用药。

（2）了解心力衰竭的基本知识，出现以下情况及时就诊：体重快速增加、下肢水肿再现或加重、疲乏加重、运动耐受性降低、心率加快（静息增加 15~20 次/min）或过缓（≤55 次/min）、血压降低或升高（>130/80 mmHg）、心律不齐等。

（3）掌握包括利尿药在内的基本药物的使用方法，根据病情调整剂量。

（4）每日测体重并作记录，限盐、限水（每日液体量<2 L）、限酒、戒烟。心肌病应戒酒。避免过度劳累和体力活动、情绪激动和精神紧张等应激状态。可适当运动，每天步行 30 min，每周坚持 5~6 d，并逐步加量。避免各种感染。禁止滥用药物，如非甾体抗炎药、激素、抗心律失常药物等。

（三）家庭护理

1. 休息

要限制患者的体力活动和脑力活动。体力和脑力上的休息对早期心力衰竭患者的治疗是十分重要的。休息可以降低基础代谢率，减少心脏做功；通过减少骨骼肌耗氧，增加肾血流量和肾小管滤过率，有利于肾脏排钠排水，减轻心脏容量负荷；患者应增加卧床休息时间，因站立位可刺激醛固酮生成，卧位可减少醛固酮生成，从而有排钠利尿的作用，轻度心力衰竭的患者通过休息就可以使病情明显减轻。病情恢复期应鼓励患者进行适量的活动。长期卧床易致静脉血栓和肺栓塞、直立性低血压、虚弱等。对于在家休息的患者，注意患者家庭、经济和社会处境等，如果患者身负家务如买菜、做饭、打扫房间等，显然不能卧床或坐在椅子上休息，需动员家庭和社会中的各种力量帮助患者，以减少过早活动对患者的危害。

2. 心理护理

精神应激在心力衰竭的发病中起重要作用，有时甚至可诱发肺水肿。同时，心力衰竭时所致的呼吸困难常使患者感到紧张和恐惧，护理人员要给予患者足够的关注和心理安慰，必要时遵医嘱使用镇静药以减少交感神经兴奋对心脏带来的不利影响。

3. 饮食护理

心力衰竭患者的钠排泄量常减少，通过任何方式摄入钠盐均可加重症状。重度心力衰竭患者应限制钠盐在 0.5~1.0 g(相当于食盐 1~2.5 g)，轻度心力衰竭患者限制钠盐在 2~3 g(相当于食盐 5~7 g)。如果患者已经使用利尿药，一般不必严格限制钠盐摄入。限制钠盐的程度应根据心力衰竭的程度和利尿药治疗的效果而定。患者应进食易消化的清淡饮食，以流食或半流食为宜，避免摄入难消化及产气多的食物。要少食多餐，对于夜间有阵发性呼吸困难的患者，可将晚饭提前。对于血浆蛋白低，发病与营养缺乏有关的患者，蛋白摄入为 1~15 g/(kg · d)。适当限制热量摄入，以减少心脏负担。病情严重者每日先摄取 4189 kJ① 热量，病情缓解后给予 5023~6279 kJ。

4. 体位

根据心功能不全的程度，协助患者取不同体位。轻度心力衰竭患者为改善夜间阵发性呼吸困难，可采用头高位睡眠以减轻肺部淤血症状；严重的心力衰竭患者可采用半卧位或坐位；急性左心衰竭患者可采用端坐卧位，同时双下肢下垂，使回心血量减少，膈肌下降，胸腔容积扩大，肺活量增加。

5. 吸氧

有些心力衰竭主要表现为缺氧、呼吸困难，给予吸氧可缓解症状。一般患者可予以低流量(2~5 L/min)吸氧；急性肺水肿患者予以高流量(5~10 L/min)吸氧，并加以湿化，避免呼吸道干燥。肺心病患者则要严格控制氧流量，防止高浓度氧对呼吸的抑制。吸氧过程中，观察患者神志、缺氧纠正程度和临床症状改善情况，保证吸氧管道的通畅，维持呼吸道的通畅。

四、心律失常

心律失常(arrhythmia)是由于窦房结激动异常或激动产生于窦房结以外，激动传导缓慢、阻滞或经异常通道传导，即心脏活动的起源和(或)传导障碍导致心脏搏动的频率和(或)节律异常。心律失常是心血管疾病中重要的一组疾病。它可单独发病，亦可

① 1 cal=4. 186 J

与其他心血管病伴发。心律失常的预后与其病因、诱因、演变趋势、是否导致严重血流动力障碍有关，可突然发作而致猝死，亦可持续累及心脏而致其衰竭。

(一)治疗

应根据心律失常患者的症状、心律失常的类型及其对血流动力学的影响，来判断是否需要治疗。通常包括发作时心律失常的控制、去除病因病灶、改良基质、预防复发等几个方面。治疗方法上可分为非药物治疗和药物治疗。

1. 非药物治疗

非药物治疗方法包括：压迫眼球、按摩颈动脉窦、捏鼻用力呼气和屏气等反射性兴奋迷走神经的方法；电复律、电除颤、心脏起搏器植入和消融术等电学治疗方法；外科手术等。

(1)反射性兴奋迷走神经方法可用于终止多数阵发性室上性心动过速，可在药物治疗前采用或同时采用。

(2)电复律和电除颤分别用于终止异位快速心律失常发作和心室扑动、心室颤动。

(3)心脏起搏器多用于治疗窦房结功能障碍、房室传导阻滞等缓慢性心律失常。

(4)导管消融术可以根治多种室上性心动过速，如预激综合征、房室折返性心动过速等。

(5)外科手术治疗目前主要是用于治疗房颤合并其他心脏病需要剖胸手术者。

2. 药物治疗

现临床应用的抗心律失常药物达50余种，至今尚无统一的分类标准。大多数学者同意根据药物对心脏的不同作用原理将抗心律失常药物分为以下四类，以指导临床合理用药，其中Ⅰ类药又分为A、B、C三个亚类。

（1）Ⅰ类即钠通道阻滞药：①ⅠA类，适度阻滞钠通道，属此类的有奎尼丁、普鲁卡因胺等药物；②ⅠB类，轻度阻滞钠通道，属此类的有利多卡因、苯妥英钠等药物；③ⅠC类，明显阻滞钠通道，属此类的有普罗帕酮、氟卡尼等药物。

（2）Ⅱ类为β肾上腺素受体拮抗药，因阻断β受体而有效，代表性药物有普萘洛尔。

（3）Ⅲ类是选择地延长复极过程的药物，属此类的有胺碘酮。

（4）Ⅳ类即钙通道阻滞药。它们阻滞钙通道而抑制钙内流，代表性药物有维拉帕米。

长期服用抗心律失常药均有不同程度的不良反应，严重者可引起室性心律失常或心脏传导阻滞而致命。因此，临床应用时应严格掌握适应证，注意不良反应，以便随时应急。

（二）预防

（1）生活要规律，保证充足的睡眠。

（2）居住环境力求清幽，避免喧闹，多种花草，有利于怡养性情。

（3）注意劳逸结合，根据自身的情况选择合适的体育锻炼，如散步、太极拳、气功等，节制房事，预防感冒。

(4)保持标准体重，勿贪饮食，因为肥胖会使心脏负荷加重。

(5)注意季节、时令、气候的变化，因为寒冷、闷热的天气，以及对疾病影响较大的节气，如立春、夏至、立冬、冬至等容易诱发或加重心律失常，应提前做好防护，分别采取保暖、通风、降温等措施。

(6)饮食以易消化、清淡、营养丰富、少食多餐、低盐低脂、高蛋白、富含维生素、清洁卫生、冷热合适、定时定量为原则，心律失常患者禁忌浓茶、咖啡、香烟、烈酒、煎炸及过咸、过甜、过黏食品，少食细粮、松花蛋、动物内脏，兼有水肿者，应限制饮水量。

(7)精神情志的正常与否，同心律失常发生关系密切，设法消除紧张、恐惧、忧虑、烦恼、愤怒等不良情绪刺激，保持正常心态。

(8)患者除日常口服药外，还应备有医生开具的应急药品，如普萘洛尔、速效救心丸、硝苯地平、阿托品等。

(三)家庭护理

1. 病情观察

(1)心律：当心电图或心电示波监护仪中发现以下任何一种心律失常，应及时与医生联系，并准备急救处理。

1)频发室性早搏(每分钟 5 次以上)或室性早搏呈二联律。

2)连续出现两个以上多源性室性早搏或反复发作的短阵室上性心动过速。

3)室性早搏落在前一搏动的 T 波之上。

4)心室颤动或不同程度的房室传导阻滞。

(2)心率：当听心率、测脉搏 1 min 以上发现心音、脉搏消失，心率每分钟低于 40 次或心率每分钟高于 160 次的情况时应及时报告医生，并作出及时处理。

(3)血压：如患者血压低于 10. 6 kPa(80 mmHg)，脉压差小于 2. 6 kPa(20 mmHg)，面色苍白，脉搏细速，出冷汗，神志不清，四肢厥冷，尿量减少，应立即进行抗休克处理。

(4)阿—斯综合征：患者意识丧失，昏迷或抽搐，此时大动脉搏动消失，心音消失，血压测不到，呼吸停止或发绀，瞳孔散大。

(5)心脏骤停：突然意识丧失、昏迷或抽搐，此时大动脉搏动消失，心音消失，血压为 0，呼吸停止或发绀，瞳孔散大。

2. 一般护理

(1)休息：对于偶发、无器质性心脏病的心律失常，不需卧床休息，注意劳逸结合。对于有血流动力学改变的轻度心律失常患者应适当休息，避免劳累；严重心律失常者应卧床休息，直至病情好转后再逐渐起床活动。

(2)心理护理：精神情志的正常与否与心律失常的发生密切相关，情绪过分激动或抑郁均可诱发心律失常。

(3)药疗护理：根据不同抗心律失常药物的作用及不良反应，给予相应的护理，如利多卡因可致头晕、嗜睡、视力模糊、抽搐和呼吸抑制，因此每 2 h 静脉注射利多卡因，累积不宜超过 300 mg；苯妥英钠可引起皮疹、白细胞减少，故用药期间应定期复查白细胞计数；普罗帕酮易致恶心、口干、头痛等，故宜饭后服用；奎尼丁可导致神经系统方面的改变，同时可致血压下降、QRS 波增宽、Q-T 间期延长，故给药时须定期测血压、心率、心电图，若血压下降、心率减慢或心律不规则时，应暂时停药。

3. 健康指导

(1) 积极治疗各种器质性心脏病，调整自主神经功能失调。

(2) 避免情绪波动，戒烟、酒，不宜饮浓茶、咖啡。

(3) 坚持服药，不得随意增减药物或中断治疗。

(4) 加强锻炼，预防感染。

(5) 定期随访，复查心电图，随时调整治疗方案。

(6) 安装人工心脏起搏器的患者应随身携带诊断卡和异丙肾上腺素或阿托品等药物。

五、心肌病

心肌病是一组异质性心肌疾病，由不同病因引起的心肌病变导致心脏机械和电活动异常，表现为心室肥厚或扩张。严重心肌病会引起心血管性死亡或进行性心力衰竭。心肌病通常分为原发性心肌病和继发性心肌病，其中原发性心肌病包括扩张型心肌病、肥厚型心肌病、限制型心肌病、致心律失常性右心室心肌病和未定型心肌病。继发性心肌病指心肌病是全身性疾病的一部分。

（一）治疗

心肌病主要是针对病因治疗和对症治疗。

1. 扩张型心肌病

(1)治疗原则：

1)保持正常休息，必要时使用镇静药，心力衰竭时要低盐饮食。

2)防治心律失常和心功能不全。

3)有栓塞史者予以抗凝治疗。

4)有大量胸腔积液者，进行胸腔穿刺抽液。

5)严重患者可考虑人工心脏辅助装置或心脏移植，可以行心脏再同步治疗。

6)对症治疗、支持治疗。

(2)心力衰竭治疗：

1)必须强调休息及避免劳累，如有心脏扩大、心功能减退者更应注意，宜长期休息，以免病情恶化。

2)有心力衰竭者采用强心药、利尿药和扩血管药。①由于心肌损坏较广泛，洋地黄类、利尿药有益；②在出现低肾小球滤过时，氢氯噻嗪可能失效，此时，需用袢利尿药，如呋塞米；③扩血管药，如血管紧张素转换酶抑制药，用时须从小剂量开始，注意避免低血压。心力衰竭稳定时用β受体拮抗药有利于改善预后。

3)有心律失常，尤其是有症状者需用抗心律失常药或电学方法治疗，对快速室性心律与高度房室传导阻滞而有猝死危险者应积极治疗。

4)用于预防栓塞性并发症可口服抗凝药或抗血小板聚集药。

5)对长期心力衰竭、内科治疗无效者应考虑心脏移植，术后积极控制感染，改善免疫抑制，纠正排斥，1 年后生存率可达85%以上。

(3)用药注意事项：

1)心肌病变时对洋地黄类药物敏感，应用剂量宜较小，并注意毒性反应，或使用非强心苷正性肌力药物。

2)应用利尿药期间必须注意电解质平衡。

3)使用抑制心率的药物或电转复快速型心律失常时，应警惕同时存在病窦综合征的可能。

4)对合并慢性完全性房室传导阻滞、病窦综合征者可安装永久性人工心脏起搏器。

5)在应用抗心律失常药物期间，应定期复查心电图。

6)使用抗凝药物期间，应注意出血表现，定期复查出(凝)血时间、凝血酶原时间及国际标准化比值(INR)。

(4)特殊治疗：扩张型心肌病的心脏移植治疗可延长生命，心脏移植后，预后大为改观。

2. 肥厚型心肌病

(1)一般治疗：

1)对无症状、室间隔肥厚不明显及心电图正常者暂行观察。

2)避免剧烈运动，特别是竞技性运动及情绪紧张。

(2)药物治疗：避免应用洋地黄制剂、硝酸甘油、异丙肾上腺素等药物。

1)β 受体拮抗药：普萘洛尔、阿替洛尔、美托洛尔、比索洛尔。

2)钙离子拮抗药：维拉帕米、地尔硫䓬。

3)抗心力衰竭药(终末期)：利尿药及扩血管药。

4)抗心律失常药：胺碘酮、双异丙比胺，有抗心律失常及负性肌力作用。

(3)室间隔肌切除术：对药物治疗无效、左心室流出道严重梗阻者适用。

(4)双腔起搏：预后尚难确定。

(5)经皮腔间隔心肌化学消融术：这是将无水乙醇经导管注入供应室间隔心肌组织的间隔支血管，造成人为的间隔心肌梗死，以缓解左心室流出道梗阻，是近年治疗肥厚型心肌病的一种新方法。

(6)预防猝死：对于高危患者，除避免剧烈运动和药物治疗外，还应安装植入式心脏复律除颤器(ICD)。

3. 限制型心肌病

(1)对因治疗：对于那些有明确原因的限制型心肌病，应首先治疗其原发病。如嗜酸细胞增多综合征的患者，嗜酸性粒细胞增多症是该病的始动因素，从而造成心内膜及心内膜下心肌细胞炎症、坏死、附壁血栓形成、栓塞等继发性改变。因此，治疗嗜酸性粒细胞增多症对于控制病情的进展十分重要。糖皮质激素(泼尼松)、细胞毒药物等，能够有效地减少嗜酸性粒细胞，阻止内膜心肌纤维化的进展。一些与遗传有关的酶缺乏导致的限制型心肌病，还可进行酶替代治疗及基因治疗。

(2)对症治疗：

1)降低心室充盈压：硝酸酯类药物和利尿药可以有效地降低前负荷，减轻肺循环和体循环淤血，降低心室充盈压，减轻症状，改善患者的生活质量和活动耐量，但不能改善患者的长期预后。同时，限制型心肌病患者的心肌僵硬度增加，血压变化受心室充盈压的变化影响较大，过度减轻前负荷会造成心排血量减少，血压下降，病情恶化，故硝酸酯类药物和利尿药应根据患者情况酌情使用。β 受体拮抗药能够减慢心率，延长心室充盈时间，降低心肌耗氧量，有利于改善心室舒张功能，可以作为辅助治疗药物，但在限制型心肌病治疗中的作用并不肯定。

2）以舒张功能受限为主：洋地黄类药物无明显疗效，但存在心房颤动时，可以用来控制心室率。对于房颤亦可以使用胺碘酮转复，并口服预防。抗心律失常药物对于预防限制型心肌病患者的猝死无效时，可置入 ICD 治疗。

3）抗凝治疗或抗血小板治疗：心肌病易发生附壁血栓和栓塞，可给予抗凝治疗或抗血小板治疗。

（3）外科治疗：对于严重的心内膜心肌纤维化可行心内膜剥脱术，切除纤维性心内膜。伴有瓣膜反流者可行人工瓣膜置换术。对于有附壁血栓者行血栓切除术，手术病死率为 20%。对于特发性或家族性限制性心肌病伴有顽固性心力衰竭者可考虑行心脏移植。有研究显示，儿童限制型心肌病患者即使没有明显的心力衰竭症状，仍有较大的猝死风险，所以主张对诊断明确的患儿应早期进行心脏移植，可改善预后。

4. 继发性心肌病

继发性心肌病主要针对病因治疗。

（二）家庭护理

1. 心理护理

由于心肌病病程长、病情复杂、预后差，故患者常产生恐惧、紧张、焦虑等消极心理，从而导致心肌耗氧量增加，病情加重。

因此，护理人员对患者应多关心、体贴，给予鼓励和安慰，并指导患者家属提供有力的心理支持，帮助患者消除悲观情绪，增加治疗信心。

2. 用药护理

心肌病患者需要进行药物治疗，应指导患者遵医嘱服药，注意观察不良反应，如使用洋地黄类药物的患者是否出现恶心、呕吐、黄视、绿视。服用抗凝药物的患者是否出现牙龈出血、皮肤有散在出血点。因心力衰竭而服用利尿药的患者，嘱其尽量在日间服用，注意每日记录入量和尿量，避免入量过多而增加心脏负担。

3. 氧疗护理

呼吸困难者取半卧位，遵医嘱给予鼻导管吸氧，必要时面罩吸氧。

4. 饮食护理

进食易消化、营养丰富的食物，少食多餐。对合并水肿和心力衰竭者应准确记录 24 h 液体摄入量和排出量，限制摄入过多液体，每天测量体重。

5. 并发症护理

（1）心功能不全：密切观察病情变化，若出现心悸、胸闷、呼吸困难加重，则提示患者心功能有所恶化。

（2）血栓栓塞：若患者出现头痛、肢体疼痛、胸痛时，提示患者可能出现了血栓栓塞，应加强病情监测，并及时通知医生。

(3)猝死：对危重患者应监测血压、心率及心律。当出现高度房室传导阻滞时，应立即备好抢救用品和药物，并尽快完成心脏起搏治疗前的准备。密切观察生命体征，预防猝死。

六、血栓性静脉炎

血栓性静脉炎包括血栓性浅静脉炎及深部血栓形成。常常先有静脉内血栓形成，而后发生静脉对血栓的炎性反应。其病因主要是血管壁的损伤(由外伤或静脉插管或输入刺激性液体所致)及静脉曲张引起的静脉内血液淤滞。该病的主要临床表现为沿静脉走行的红、肿、痛和明显的压痛，并可触及索状静脉；全身反应少见。下肢静脉的压力升高。静脉造影可显示阻塞的部位和程度。

(一)治疗原则

血栓性静脉炎的治疗原则主要是使患肢休息并抬高超过心脏水平，必要时穿弹力袜或用弹性绷带包扎；可口服阿司匹林，有栓塞者应早期使用肝素。

(二)治疗措施

深静脉血栓形成的主要治疗目的是预防肺栓塞，特别是病程早期，血栓松软致其与血管壁粘连不紧，极易脱落，应采取积极的治疗措施。

(1)卧床，抬高患肢超过心脏水平，直至水肿及压痛消失。

(2)使用抗凝药，防止血栓增大，并可启动内源性溶栓过程，可用肝素静脉注射。

（3）如因出血而不宜用抗凝治疗者，预防肺栓塞可用机械性阻隔方法。近年来，已用经皮穿刺法在下腔静脉内置入滤网的措施替代过去的下静脉折叠手术治疗。

（4）溶栓治疗。尿激酶有一定的效果，虽不能证明预防肺栓塞的疗效优于抗凝治疗，但如早期应用，可加速血栓溶解，有利于保护静脉瓣，减少后遗的静脉功能不全。

（5）中药治疗。根据病变属性治疗，如属阳性，可予以四妙勇安汤加减治疗；如属阴性，可予以阳和汤加减治疗。

（三）家庭护理

（1）急性期患者应卧床休息。深部静脉血栓形成时，需绝对卧床1~2周，抬高患肢，使之高于心脏水平20~30 cm，避免膝下垫枕或调节病床时单纯抬高局部，以免阻碍静脉血液回流。

（2）使用弹力袜。告诉患者弹力绷带或弹力袜的治疗作用及正确的使用方法，穿合适的弹力袜并保持各部压力均匀，嘱患者勿擅自停用。对使用弹力袜及绷带者应每日检查其皮肤有无破损及压痛。

（3）积极鼓励患者戒烟，保持低脂饮食。因为尼古丁可使静脉收缩、减少静脉回流，高脂饮食可致动脉粥样硬化。

（4）治疗血栓浅静脉炎可予以保泰松、吲哚美辛及阿司匹林等。这些药物有较严重的胃肠反应，宜饭后服用。

（5）溶栓治疗。深部血栓形成或有栓塞症状者应予溶栓治疗，治疗时应注意保护好静脉血管，按时用药。用药过程中密切观察有无出血倾向，每日复查凝血时间。

（6）密切观察病情。注意体温变化，观察有无肢体肿胀、炎症、深部肌肉压痛、皮肤发绀、静脉怒张等情况，如有异常应立即通知医生；密切观察患者有无肺栓塞症状，如呼吸困难、胸痛、低血压等，如有异常应立即报告医生，并做好抢救准备。

(7)保持大便通畅。避免用力排便，以免增加下肢静脉压力及引起血栓脱落，必要时可予缓泻剂。

(8)应帮助恢复期患者恢复体力。逐渐增加运动量，先在床上活动患肢，逐渐下地扶床锻炼，由易到难，由被动到主动。

第三节　神经系统疾病的防治与家庭护理

一、脑梗死

脑梗死旧称脑梗塞，又称缺血性脑卒中(cerebral ischemic stroke)，是指因脑部血液供应障碍，缺血、缺氧所导致的局限性脑组织缺血性坏死或软化。脑梗死的临床常见类型有脑血栓形成、腔隙性脑梗死和脑栓塞等，脑梗死占全部脑卒中的80%。与脑梗死关系密切的疾病有：糖尿病、肥胖、高血压、风湿性心脏病、心律失常、各种原因的脱水、各种动脉炎、休克、血压下降过快等。临床表现以猝然昏倒、不省人事、半身不遂、言语障碍、智力障碍为主要特征。脑梗死不仅给人类健康和生命造成极大威胁，而且给患者、家庭及社会带来极大的痛苦和沉重的负担。

脑梗死作为一种突发性脑部疾病，可发生于任何年龄段，坏死程度因血栓部位及大小不同而有差别，多见于45~70岁中老年人。发病较急，多无前驱症状，局灶性神经体征在数分钟至数小时达到高峰，并且多表现为完全性卒中。意识清楚或轻度意识障碍，颈内动脉或大脑中动脉主干栓塞导致大面积脑梗死，可发生严重脑水肿，颅内压增高，甚至脑疝和昏迷，少见痫性发作；椎–基底动脉系统栓塞常发生昏迷，个别病例局灶性体征稳定或一度好转后又出现加重提示梗死再发或继发出血等。

（一）治疗

1. 急性期一般治疗

治疗原则为尽早改善脑缺血区的血液循环、促进神经功能恢复。急性期应尽量卧床休息，加强皮肤、口腔、呼吸道及大小便的护理，防治压疮，注意水、电解质的平衡，如起病 48～72 h 后仍不能自行进食者，应给予鼻饲流质饮食以保障营养供应。应当把患者的生活护理、饮食、其他合并症的处理摆在首要的位置。由于部分脑梗死患者在急性期生活不能自理，甚至存在吞咽困难，若不给予合理的营养，能量代谢很快会出现问题，这时即使治疗用药再好也难以获得满意的治疗效果。

2. 脑水肿的治疗

（1）甘露醇：临床常用 20% 的甘露醇高渗溶液。甘露醇是最常用的有效的脱水剂之一。

（2）10% 甘果糖（甘油果糖）：可通过高渗脱水而发生药理作用，还可利用甘油代谢生成的能量而进入脑代谢过程，使局部代谢改善，通过上述作用能降低颅内压和眼压，消除脑水肿、增加脑血容量和脑耗氧量、改善脑代谢。

(3)利尿性脱水剂：如呋塞米(速尿)、依他尼酸，可间断肌内注射或静脉注射。

(4)肾上腺皮质激素：主要是糖皮质激素如氢化可的松、可的松等，其分泌和生成受促皮质素调节，具有抗炎、免疫抑制、抗休克的作用，但一般不常规使用。

(5)人血白蛋白(白蛋白)：人血白蛋白是一种中分子量的胶体，在产生胶体渗透压中起着重要作用，有利于液体保留在血管腔内，一般不常规使用。

3. 急性期溶栓治疗

血栓和栓塞是脑梗死发病的基础，因而理想的方法是使缺血性脑组织在出现坏死之前恢复正常的血流。脑组织获得脑血流的早期灌注，可减轻缺血程度，限制神经细胞及其功能的损害。溶栓治疗可采用链激酶、尿激酶。抗凝剂可使用肝素、双香豆素，用以防止血栓扩延和新的血栓形成。

(1)超早期溶栓治疗：可能恢复梗死区血流灌注，减轻神经元损伤。①药物溶栓。常用的尿激酶(UK)有阿替普酶(重组组织型纤溶酶原激活物)；不推荐用链激酶(SK)静脉溶栓，因易引起出血。②动脉溶栓疗法。作为卒中的紧急治疗方法，可在DSA直视下进行超选择介入动脉溶栓。尿激酶动脉溶栓合用小剂量肝素静脉滴注，可能对出现症状3~6 h的大脑中动脉分布区卒中者有益。

(2)脑保护治疗：在缺血瀑布启动前用药，可通过降低脑代谢、干预缺血，从而引发细胞毒性机制、减轻缺血性脑损伤。脑保护治疗包括自由基清除剂(氧化物歧化酶、巴比妥盐、维生素E

和维生素 C、21-氨基类固醇等)，阿片受体拮抗药纳洛酮，电压门控性钙通道阻滞药，兴奋性氨基酸受体拮抗药和镁离子，等等。

(3)抗凝治疗：为防止血栓扩展、进展性卒中、溶栓治疗后再闭塞等可以短期应用。常用药物包括肝素、肝素钙(低分子肝素)及华法林等。治疗期间应监测凝血时间和凝血酶原时间，须备有维生素 K、硫酸鱼精蛋白等拮抗药，处理可能发生的出血并发症。

(4)降纤治疗：通过降解血中冻干人纤维蛋白原、增强纤溶系统活性以抑制血栓形成。可选择的药物包括巴曲酶(batroxobin)、去纤酶(降纤酶)、安克洛酶(ancrod)、蚓激酶等。

(二)家庭护理

(1)急性期卧床休息，头偏向一侧。

(2)给予低盐、低脂、低胆固醇、富含维生素及易消化饮食。有意识障碍及吞咽困难者给予鼻饲流质饮食。

(3)注意评估血压、脉搏、呼吸、神志、瞳孔的变化。观察有无吞咽障碍、步态不稳、肌张力异常、神志淡漠等表现。

(4)遵医嘱给药，观察药物的疗效及不良反应。溶栓抗凝治疗时，注意有无出血倾向，如观察有无皮肤、黏膜出血点；口服阿司匹林应注意有无黑便；使用改善循环的药物，如低分子右旋糖酐，静脉滴入速度宜慢，注意有无过敏反应；抗凝、扩血管及溶栓治疗过程中，注意有无原有症状加重或出现新症状，警惕梗死范围扩大、出血、栓子脱落等。

(5)做好基础护理，防止压疮、感染等并发症发生。

(6)给予心理安抚和支持，鼓励积极治疗。

(7)尽早进行肢体功能和语言康复训练。

二、脑出血后遗症

脑出血是指非外伤性脑实质内出血，占全部脑卒中的20%~30%，发生的原因主要与脑血管的病变有关，即与高血脂、糖尿病、高血压、血管的老化、吸烟等密切相关。脑出血的患者往往在情绪激动、用力时突然发病，早期病死率高，约有半数患者于发病数日内死亡，幸存者中多数留有不同程度的运动障碍、认知障碍、言语吞咽障碍等后遗症。

(一)治疗

恢复期康复治疗对于脑出血后遗症患者非常重要。

1. 康复功能锻炼

(1)面瘫的功能锻炼。

(2)语言吞咽功能训练。

(3)认知功能的训练。

(4)肢体功能锻炼：①转移训练；②关节被动活动；③诱发患者的主动运动；④手功能训练；⑤平衡协调能力的训练；⑥步行功能训练等。

2. 理疗

理疗主要包括功能性电刺激、生物反馈、经颅磁刺激、顺序循环治疗等。

（二）预防

（1）当出现血压升高、高血压性脑病或有出血倾向时，均应及时积极治疗，以免导致脑出血。

（2）了解有关脑出血后遗症的药物的用法、作用和不良反应。

（3）脑出血后遗症的患者和家属应掌握脑血管疾病防治方面的基本知识，了解脑出血的危险因素和诱发因素。

（4）保持健康的生活方式，合理饮食，戒烟戒酒。

（5）重视脑出血后遗症的先兆征象，当出现头晕、头痛、肢体麻木、昏沉思睡、性格异常时，要采取治疗措施，避免脑出血后遗症的发生。

（6）日常饮食要清淡、低盐、低脂，少吃油腻食物和动物脂肪，以免造成血脂过高，促使动脉硬化。

（7）避免体力、脑力劳动过度，超负荷工作可诱发脑出血。

（三）家庭护理

（1）创造良好的居室环境，使患者心情舒畅，有助于稳定患者的情绪，促进心理健康。

（2）保证营养和入量适当，因脑出血后遗症患者常表现出失语，不能正确表达意愿，或有呛咳、吞咽困难，不能保证进食，入量常有不足或过多，家属应予足够重视。要定食谱、定入量、定时间供给，必要时经管饲途径供给营养。

（3）坚持进行康复训练。脑出血后遗症患者的主要表现一般是肢体瘫痪、语言功能障碍和智能障碍，因此应坚持进行康复训练，防止患者肌肉发生废用性萎缩和关节强直，语言和智能的训练也一样。

(4)要树立战胜疾病的信心，要有身残志不残的奋斗精神；要一分为二地对待自己的疾病，要脚踏实地地进行康复锻炼，争取得到最好的预后。

(5)保持大便通畅，定时排便，适当吃芹菜、胡萝卜、水果等。必要时可用药物，如番泻叶泡开水、酚酞片等。

三、周围神经病变

周围神经病变是由感觉丧失，肌肉无力与萎缩，腱反射减退以及血管运动症状，单独形成或以任何组合方式形成的综合征。

(一)西医治疗

1.病因治疗

中毒引起者应立即阻止毒物进入人体，脱离中毒环境及毒性物质。由药物引起者，原则上应尽快停药。总之，应积极采取措施以去除病因。

2.一般治疗

急性期应卧床休息，各种原因引起的多发性神经炎都可使用大剂量B族维生素，如维生素B_1、维生素B_6、维生素B_{12}，重症病例使用三磷酸腺苷(ATP)、辅酶A。疼痛明显者使用止痛药、镇静药，如卡马西平等。有炎性脱髓鞘病变都可使用肾上腺皮质激素如泼尼松、地塞米松或氢化可的松，或血管扩张剂如烟酸(50~100 mg/次)、地巴唑(5~10 mg/次)。

3. 加强护理

肢体保持功能位，勤翻身以防止压疮及肺内感染。

4. 恢复期治疗

功能锻炼、针灸、按摩、理疗。

（二）预防

相关药物：维生素 B_1、维生素 B_6、三磷酸腺苷、辅酶 A、烟酸。

（三）其他措施

为了保证长期治疗的严格执行和较好的疗效，应做好患者的宣传教育工作，包括介绍治疗基本知识、尿糖定性自测法、生活安排及随访检查。

平时加强锻炼（以太极为主），切忌过度恼怒或抑郁，消除紧张、激动等心理状态，保持心情舒畅豁达，情绪稳定。饮食宜富含营养、清淡，忌膏粱厚味，尤忌烟、酒。起居规律有常，房事有节，以免进一步耗损正气。

（四）家庭护理

周围神经病变患者宜选择高营养、易消化吸收、富含维生素的饮食，增强自身的抵抗能力，少量多餐，饮食均衡，不可油腻。多吃水果、蔬菜等高纤维食物，多吃鸡蛋、大豆等高蛋白质食品，注意饮食清淡，可进行适量的运动。忌烟酒、咖啡等刺激性食物。多吃钙含量高的食品，如鱼、牛奶、酸奶、芝麻、绿叶蔬菜、海藻类。多吃 B 族维生素含量高的食品，如粗米、精米、大豆、花生米、芝麻、绿叶蔬菜。

第四节　风湿免疫系统疾病的防治与家庭护理

一、风湿性关节炎

风湿性关节炎(rheumatic arthritis)是一种常见的急性或慢性结缔组织炎症。通常所说的风湿性关节炎是风湿热的主要表现之一，临床以关节和肌肉游走性酸痛、红肿、疼痛为特征。与 A 组乙型溶血性链球菌感染有关，寒冷、潮湿等因素可诱发本病。下肢大关节如膝关节、踝关节最常受累。虽然近几十年来风湿热的发病率已显著下降，但非典型风湿热及慢性风湿性关节炎并不少见。

(一)治疗

1. 抗风湿治疗

治疗原则是早期诊断和尽早合理、联合用药。常用的抗风湿病药物如下：

(1)水杨酸制剂：水杨酸制剂是治疗急性风湿热最常用的药物，疗效确切。阿司匹林为治疗风湿热的首选药物，用药后可解热、减轻炎症，使关节症状好转，血沉下降，但不能去除风湿热的基本病理改变，也不能预防心脏损害及其他合并症。

水杨酸制剂常引起恶心、呕吐、食欲减退等胃部刺激症状，患者可服用氢氧化铝，不能耐受水杨酸制剂者，可选用氯芬那酸。

(2)肾上腺皮质激素：皮质激素不是治疗风湿性关节炎的必要药物。只有在关节炎患者伴有心脏炎的证据，且水杨酸制剂效果不佳时，才考虑使用。

2. 抗链球菌感染

根治链球菌感染是治疗风湿热必不可少的措施，首选药物为青霉素，对青霉素过敏者，可改用红霉素或乙酰螺旋霉素。

3. 中医药治疗

风湿性关节炎属于中医“痹症”范畴，急性期宜祛风清热化湿，缓解期宜祛风散寒化湿，能对症状的缓解起到辅助作用。

(二)预防

非活动期注意关节锻炼，关节处要注意保暖，避免潮湿；去除体内链球菌感染灶，防止复发，如扁桃体炎反复发作可行扁桃体切除；风湿活动控制后应每2~4周肌内注射长效青霉素120万单位；患急性咽峡炎时应立即就医以免病情复发。

(三)家庭护理

1. 注意保暖，注重细节

每到季节变换的时候，早晚温差都会变大，这时候我们一定要尽可能地避免让关节受凉，特别是对于一些爱美的女性朋友，尽量不要在寒冷的冬季穿露膝盖的短裙，这样很容易使膝关节受凉，导致风湿性关节炎的出现。在平时的生活中我们要多喝水，注意保暖，且风湿性关节炎患者尽量不要接触凉水，以免加重病情。

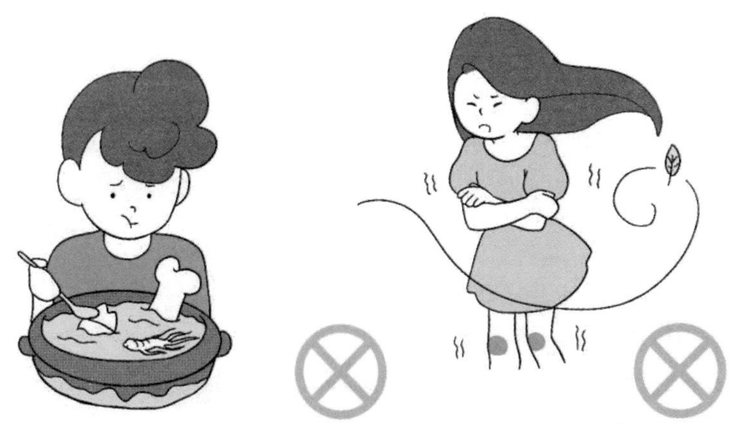

2. 饮食调养，进补适当

很多人认为风湿性关节炎患者在饮食方面要补充营养，就每天“大补”，这样是不好的。在平时只要确保患者每天摄入的热量及营养足够就可以了，同时也要注意控制脂肪的摄入量，以免引起过度肥胖。此外，专家建议，风湿性关节炎患者的饮食应以清淡为主，一些辛辣类、刺激性强的食物尽量不要吃。

3. 积极锻炼，加强免疫力

对于风湿性关节炎患者，想要尽快恢复健康，那么就要养成积极锻炼的习惯。在平时患者可以经常参加一些体育锻炼，如保健体操、太极拳等，这对于辅助治疗风湿性关节炎患者有很大的好处。需要注意的是，风湿性炎患者不能进行太过剧烈的运动，而且运动时间尽量不要太长。

二、类风湿关节炎

类风湿关节炎（rheumatoid arthritis，RA）是一种病因未明的慢性、以炎性滑膜炎为主的系统性疾病。其特征是手、足小关节的多关节、对称性、侵袭性炎症，经常伴有关节外器官受累及血清类风湿因子阳性，可以导致关节畸形及关节功能丧失。

（一）治疗

类风湿关节炎治疗的主要目的在于减轻关节炎症反应，抑制病变发展及不可逆骨质破坏，尽可能保护关节和肌肉的功能，最终达到病情完全缓解或降低疾病活动度的目标。

1. 患者教育

使患者正确认识疾病，树立信心和耐心，能够与医生配合治疗。

2. 一般治疗

关节肿痛明显者应强调休息及关节制动，而在关节肿痛缓解后应注意尽量早期开始进行关节的功能锻炼，以避免出现关节僵直。此外，理疗、外用药等辅助治疗可快速缓解关节症状。

3. 药物治疗

方案应个体化，药物治疗主要包括非甾体抗炎药、传统DMARDs、糖皮质激素、生物制剂及植物药等。

(1)非甾体抗炎药：有抗炎、止痛、解热作用，是类风湿关节炎治疗中最为常用的药物，适用于活动期等各个时期的患者。常用的药物包括双氯芬酸钠、萘丁美酮、美洛昔康、塞来昔布等。

(2)传统DMARDs：又被称为二线药物或慢作用抗风湿药物。常用的有甲氨蝶呤，口服或静注；柳氮磺吡啶，从小剂量开始，逐渐递增，以及羟氯喹、来氟米特、环孢素、金诺芬、白芍总苷等。

(3)云克：云克即锝[^{99}Tc]亚甲基二膦酸盐注射液，是一种非激发状态的核素，治疗类风湿关节炎缓解期症状，具有起效快、不良反应较小等特点。静脉用药，10 d为一个疗程。

(4)糖皮质激素：激素不作为治疗类风湿关节炎的首选药物。下述四种情况可选用激素：①伴随类风湿血管炎，包括多发性单神经炎、浆膜炎、虹膜炎等；②重症类风湿关节炎患者的过渡治疗，可用小量激素快速缓解病情，一旦病情得到控制，应首先减少或缓慢停用激素；③经正规慢作用抗风湿药治疗无效的患者，可加用小剂量激素；④局部治疗如关节腔内注射激素可有效缓解关节的炎症。总原则为短期小剂量(10 mg/d以下)应用。

(5)生物制剂：目前在类风湿关节炎的治疗中，已经有几种生物制剂被批准上市，并且取得了一定的疗效，尤其在难治性类风湿关节炎的治疗中发挥了重要作用。几种生物制剂在类风湿关节炎中的应用：①infliximab（英夫利昔单抗）也称 TNF-α 嵌合性单克隆抗体，临床试验已证明，对甲氨蝶呤等治疗无效的类风湿关节炎患者运用 infliximab 可取得满意疗效。近年来强调早期应用的效果更好。用法：静脉滴注，3 mg/kg，分别于第 0、2、6 周各注射 1 次，以后每 8 周静脉注射 1 次，通常使用 3~6 次为一个疗程。需与甲氨蝶呤联合应用，抑制抗体的产生。②etanercept（依那西普）或人重组 TNF 受体 p75 和 IgGFc 段的融合蛋白治疗类风湿关节炎和强直性脊柱炎疗效肯定，耐受性好。目前国内有恩利及益赛普两种商品剂型。③adalimumab（阿达木单抗）是针对 TNF-α 的全人源化的单克隆抗体，推荐的治疗剂量为 40 mg，每 2 周注射 1 次，皮下注射。④tocilizumab（妥珠单抗），属于 IL-6 受体拮抗药，主要用于中重度类风湿关节炎，对 TNF-α 拮抗药反应欠佳的患者可能有效。推荐的用法用量是 4~10 mg/kg，静脉注射，每 4 周注射 1 次。⑤抗 CD20 单抗，如 rituximab（利妥昔单抗），治疗类风湿关节炎取得了较满意的疗效。rituximab 也可与环磷酰胺或甲氨蝶呤联合使用。

（6）植物药：目前，已有多种用于类风湿关节炎的植物药，如雷公藤、白芍总苷、青藤碱等。部分药物对治疗类风湿关节炎具有一定的疗效，但作用机制需进一步研究。

4. 免疫净化

类风湿关节炎患者血液中常有高滴度自身抗体、大量循环免疫复合物、高免疫球蛋白等，因此，除药物治疗外，可选用免疫净化疗法，可快速去除血浆中的免疫复合物和过高的免疫球蛋白、自身抗体等。免疫活性淋巴细胞过多者，可采用单个核细胞清除疗法，改善 T 细胞、B 细胞、巨噬细胞和自然杀伤细胞功能，降低血液黏滞度，从而达到改善症状的目的，同时还可提高药物治疗的疗效。目前常用的免疫净化疗法包括血浆置换、免疫吸附和淋巴细胞/单核细胞去除术。被置换的病理性成分可以是淋巴细胞、粒细胞、免疫球蛋白或血浆等。应用此方法时需配合药物治疗。

5. 功能锻炼

必须强调，功能锻炼是类风湿关节炎患者关节功能得以恢复及维持的重要方法。一般来说，在关节肿痛明显的急性期，应适当限制关节活动。但是，一旦肿痛改善，应在不增加患者痛苦的前提下进行功能活动。对于无明显关节肿痛，但伴有可逆性关节活动受限者，应鼓励其进行正规的功能锻炼。在有条件的医院，应在风湿病专科及康复专科医生的指导下进行。

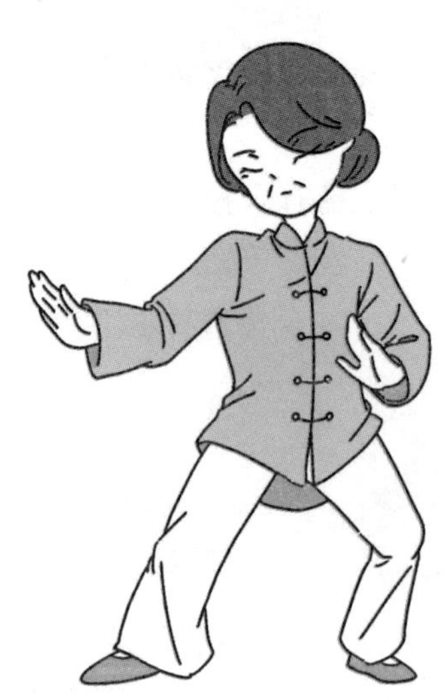

6. 外科治疗

经内科治疗不能控制且有严重关节功能障碍的类风湿关节炎患者，外科手术是有效的治疗手段。外科治疗的范围从腕管综合征的松解术、肌腱撕裂后修补术至滑膜切除及关节置换术。

(二) 预后

近十年来，随着慢作用抗风湿药的早期联合应用，关节病变的新疗法的不断出现，类风湿关节炎患者的预后有了明显改善。大多数类风湿关节炎患者的病情可得到很好的控制，甚至完全缓解。研究发现，根据类风湿关节炎发病第 1 年的临床特点可大致判断其预后，某些临床及实验室指标对病情的评估及指导用药很有意义。此外，患者的受教育程度也与预后有关。提示类风湿关节炎严重程度较高及预后较差的因素包括：关节持续性肿胀、高滴度抗体、HLA-DR4/DR1 阳性、伴发贫血、类风湿结节、血管炎、神经病变或其他关节外表现者。

类风湿关节炎晚期、重症或长期卧床患者，因合并感染，消化道出血，心脏、肺部或肾脏病变等可危及患者生命。

(三) 家庭护理

(1) 饮食上应选择易消化的食物，烹调方式应以清淡、爽口为原则，少吃辛辣、油腻及冰冷的食物。

(2) 多吃开胃的食物如大枣、薏苡仁等，尤其是薏苡仁具有祛风除湿的作用，煮成薏仁粥或同绿豆一起煮都是很好的选择。

(3) 尽可能地减少对脂肪的摄取，热量来源要以糖类和蛋白质为主，若是体重超过标准，要逐渐减轻体重。

(4)身体若属热性，应多吃绿豆、西瓜等食物；若属寒性，则应吃羊肉或牛肉等，不过摄取量不宜过大。

(5)除特殊要求外，药物一般要在饭后服用，以减少对胃黏膜的损伤。

(6)适当补足维生素A、维生素C、维生素D、维生素E或补充含钙、铁、铜、锌、硒等矿物质的食物，以增强免疫力及预防组织氧化或贫血。

(7)服用激素易造成食欲大增、钠潴留和骨质疏松症，因此需要控制食物的摄取量，以免造成体重急遽上升，而含盐量高的调味料和加工食品尽量少食用，多摄取含钙食物如脱脂牛奶、传统豆腐等。

(8)减少卧床时间，且运动不宜剧烈，可以选择坐姿、卧床等进行运动。若采用坐姿，可将右腿打直、小腿与足部往上提，离地30 cm以上，持续5 s后放下，左脚也以相同动作重复，每日可多作几次，以能负荷为原则。

(9)冬季清晨起床时要注意保温，可以做些暖身运动。动作如下：将双手向前伸直，手掌向下，双手往下、往后作伸展划水的动作，或者将双手举高至脸部，掌心朝向脸部，吸气后，双手向上、向外伸展，然后再缓缓放下。

(10)寒冷的冬天，要注意保暖，关节疼痛时可以试试热水浴，以减轻疼痛。

(11)切勿任意进行推拿、按摩、拔罐等传统关节疼痛的治疗方法，以免使病情加重，造成无法弥补的伤害或延误治疗的黄金时机。

(12)要有耐心地配合医生进行长期的治疗，定时服药、定期复诊，并接受指定专业的保健师进行正确的保健治疗，若有任何不舒服情况发生时，应立即告知医生。

(13)家属要配合做好心理护理，要关心、理解患者，多给患者鼓励和精神支持，让患者以最佳的心理状态接受治疗，有利于疾病康复。

第五节　内分泌系统疾病的防治与家庭护理

一、糖尿病

糖尿病是一组以高血糖为特征的代谢性疾病。高血糖则是由于胰岛素分泌缺陷或其生物作用受损，或两者兼有而引起。长期存在的高血糖，导致各种组织，特别是眼、肾脏、心脏、血管、神经的慢性损害和功能障碍。

目前尚无根治糖尿病的方法，但通过多种治疗手段可以控制糖尿病，主要包括 5 个方面：宣传教育、自我监测血糖、药物治疗、运动治疗和饮食治疗。

（一）宣传教育

要教育糖尿病患者使其懂得糖尿病的基本知识，树立战胜疾病的信心，懂得如何控制糖尿病，并控制好糖尿病对健康的影响。根据每个糖尿病患者的病情特点制定恰当的治疗方案。

(二)自我监测血糖

随着小型快捷血糖测定仪的逐步普及，患者可以在医生的指导下根据血糖水平随时调整降血糖药物的剂量。1 型糖尿病进行强化治疗时每天至少需要监测 4 次血糖(餐前)，血糖不稳定时要监测 8 次(早餐前、中餐前、晚餐后、早餐后、中餐后、晚餐后、晚睡前和凌晨 3：00)。强化治疗时空腹血糖应控制在 7.2 mmol/L 以下，餐后 2 h 血糖值低于 10 mmol/L，糖化血红蛋白(HbAlc)小于 7%。2 型糖尿病患者自我监测血糖的次数可适当减少。

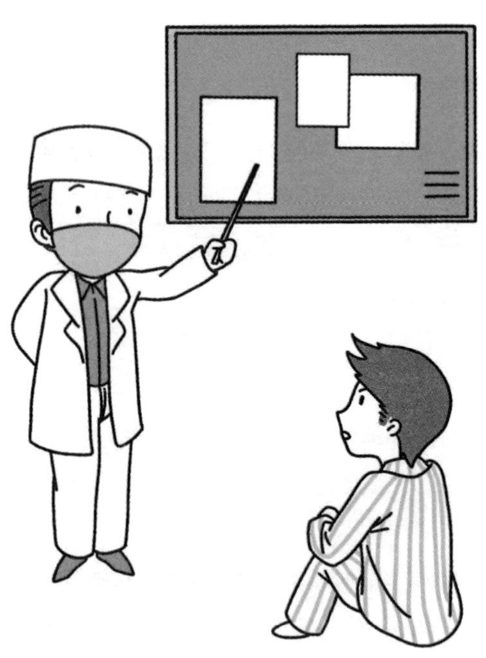

(三)药物治疗

1. 口服药物治疗

(1)磺脲类药物：2 型糖尿病患者经饮食控制、运动、降低体重等措施后，疗效尚不满意者可用磺脲类药物。因降糖机制主要是刺激胰岛素分泌，所以对有一定胰岛功能者疗效较好。对一些发病年龄较小，体形不胖的糖尿病患者，早期用药也有一定疗效。但对肥胖者使用磺脲类药物时，要特别注意饮食控制，使体重逐渐下降，并与双胍类或α-葡萄糖苷酶抑制药联用疗效较好。下列情况属禁忌证：一是严重肝功能不全、肾功能不全；二是合并严重感染、创伤及大手术期间，临时改用胰岛素治疗；三是糖尿病酮症、酮症酸中毒期间，临时改用胰岛素治疗；四是糖尿病孕妇，妊娠高血糖对胎儿有致畸形作用，早产、死产发生率高，故应严格控制血糖，把空腹血糖控制在 105 mg/mL(5. 8 mmol/L)以下，餐后 2 h 血糖控制在 120 mg/mL(6. 7 mmol/L)以下，但控制血糖不宜用口服降糖药；五是对磺脲类药物过敏或使用磺脲类药物后会出现明显不良反应。

(2)双胍类降糖药：降血糖的主要机制是增加外周组织对葡萄糖的利用，增加葡萄糖的无氧酵解，减少胃肠道对葡萄糖的吸收，降低体重。

适应证：肥胖型 2 型糖尿病，单用饮食治疗效果不满意者；2 型糖尿病单用磺脲类药物效果不好，可加双胍类药物；1 型糖尿病用胰岛素治疗病情仍不稳定，用双胍类药物可减少胰岛素剂量；2 型糖尿病继发性失效而改用胰岛素治疗时，可加用双胍类药物以减少胰岛素用量。

禁忌证：严重肝脏、肾脏、心脏、肺部疾病，消耗性疾病，营养不良，缺氧性疾病；糖尿病酮症，酮症酸中毒；伴有严重感染、手术、创伤等应激状况时，暂停使用双胍类药物，改用胰岛素治疗；妊娠期。

不良反应：一是胃肠道反应。最常见的表现为恶心、呕吐、食欲下降、腹痛、腹泻，发生率可达20%。为避免这些不良反应，应在餐中服药或餐后服药。二是头痛、头晕、金属味。三是乳酸酸中毒，多见于长期、大量应用苯乙双胍，伴有肝功能、肾功能减退，缺氧性疾病，急性感染，胃肠道疾病。

（3）α-葡萄糖苷酶抑制药：1型糖尿病和2型糖尿病均可使用，可以与磺脲类、双胍类或胰岛素联用。①伏格列波糖餐前口服后即刻进餐；②阿卡波糖餐前口服后即刻进餐。伏格列波糖和阿卡波糖的主要不良反应有：腹痛、肠胀气、腹泻、肛门排气增多。

（4）胰岛素增敏剂：有增强胰岛素作用，改善糖代谢。可以单用，也可与磺脲类、双胍类或胰岛素联用。有肝脏疾病或心功能不全者不宜应用。

（5）格列奈类胰岛素促分泌剂：①瑞格列奈为快速促胰岛素分泌剂，餐前口服后即刻进餐，每次在主餐时服用，不进餐不服用；②那格列奈的作用类似于瑞格列奈。

2. 胰岛素治疗

胰岛素制剂有动物胰岛素、人胰岛素和胰岛素类似物。根据作用时间分为短效胰岛素、中效胰岛素和长效胰岛素，并已制成混合制剂，如诺和灵30R、优泌林70/30。

(1)1型糖尿病：需要用胰岛素治疗。非强化治疗者每天注射2~3次，强化治疗者每天注射3~4次，或用胰岛素泵治疗。需经常调整剂量。

(2)2型糖尿病：口服降糖药失效者先采用联合治疗方式，方法为原用口服降糖药剂量不变，睡前(22：00)注射中效胰岛素或长效胰岛素类似物，一般每隔3 d调整1次，目的是使空腹血糖控制在4.9~8.0 mmol/L，无效者停用口服降糖药，改为每天注射2次胰岛素。

胰岛素治疗的最大不良反应为低血糖。

(四)家庭护理

1. 运动治疗

增加体力活动可改善机体对胰岛素的敏感性，降低体重，减少身体脂肪量，增强体力，提高工作能力和生活质量。运动的强度和时间长短应根据患者的总体健康状况来定，找到适合患者的运动量和患者感兴趣的项目。运动形式可多样，如散步、快步走、健美操、跳舞、打太极拳、跑步、游泳等。

2. 饮食治疗

饮食治疗是各种类型糖尿病治疗的基础，一部分轻型糖尿病患者单用饮食治疗就可控制病情。

(1)总热量：总热量的需要量要根据患者的年龄、性别、身高、体重、体力活动量、病情等综合因素来确定。首先要算出每个人的标准体重，可参照下述公式：标准体重(kg)=身高(cm)-105，也可根据年龄、性别、身高查表获得。算出标准体重后再依据每个人的日常体力活动情况来估算出每千克标准体重热量需要量。

根据标准体重计算出每日所需要热量后，还要根据患者的其他情况作相应调整。儿童、青春期、哺乳期、营养不良、消瘦以及有慢性消耗性疾病者应酌情增加总热量。肥胖者要严格限制总热量和脂肪含量，给予低热量饮食，每天总热量不超过6279 kJ，一般以每个月降低0.5~1.0 kg为宜，待接近标准体重时，再按前述方法计算每天总热量。另外，年龄大者较年龄小者需要热量少，成年女子比成年男子所需热量要少一些。

(2)糖类(碳水化合物)：每克糖类可产热16.744 kJ，是热量的主要来源，目前认为糖类应占饮食总热量的55%~65%。

根据我国人们的生活习惯，可进主食(米或面)250~400 g。实际生活中，人们每日进食的主食量可作如下初步估计，休息者为200~250 g，轻度体力劳动者为250~300 g，中度体力劳动者为300~400 g，重度体力劳动者在400 g以上。

(3)蛋白质：每克蛋白质产热量16.744 kJ，占总热量的12%~15%。蛋白质的需要量在成人每千克体重约1 g。儿童、孕妇、哺乳期妇女、营养不良、消瘦、消耗性疾病者宜增加至每千克体重1.5~2.0 g。糖尿病肾病者应减少蛋白质摄入量至每千克体重0.8 g，若已有肾功能不全，应摄入高质量蛋白质，摄入量应进一步减少至每千克体重0.6 g。

(4)脂肪：脂肪的能量较高，每克脂肪产热量37.674 kJ，约占总热量的25%，一般不超过30%，每日每千克体重0.8~1 g。

动物脂肪主要含饱和脂肪酸，植物油中含不饱和脂肪酸多。糖尿病患者易患动脉粥样硬化，应以植物油为主，更有利于控制血中胆固醇及低密度脂蛋白胆固醇的水平。

3. 心理护理

糖尿病是慢性病，不能治愈，但可以通过综合治疗得到有效的控制，故应协助糖尿病患者树立治疗的信心。

4. 并发症的护理

糖尿病患者抵抗力下降，在季节变化时需要注意添加衣物，防止感冒受凉，防止泡脚时引起足部烫伤，穿宽松的鞋子，防止足部皮肤摩擦、溃烂。

二、痛风

痛风是一种常见且复杂的关节炎类型，各年龄段均可能罹患本病，男性发病率高于女性发病率。痛风患者经常会在夜晚突然发作，关节部位出现严重的疼痛、红肿，疼痛感慢慢减轻直至消失，持续数天或数周不等。当疼痛发作时，患者会在半夜熟睡中被疼醒，其疼痛感类似于足大趾被火烧一样。痛风最常发病的部位是足大趾（医学术语为第一跖趾关节），但发病的关节不限于此，还常见于手部的关节、膝关节、肘关节等。

发病的关节会出现红肿、发热，水肿后组织变软，活动受限，最后影响日常生活。这些症状会反复出现，所以一旦关节出现强烈、突然的疼痛后，就要及时看医生，做好症状管理和预防。如果没有得到及时的治疗，拖延的后果是疼痛感将会越来越明显，

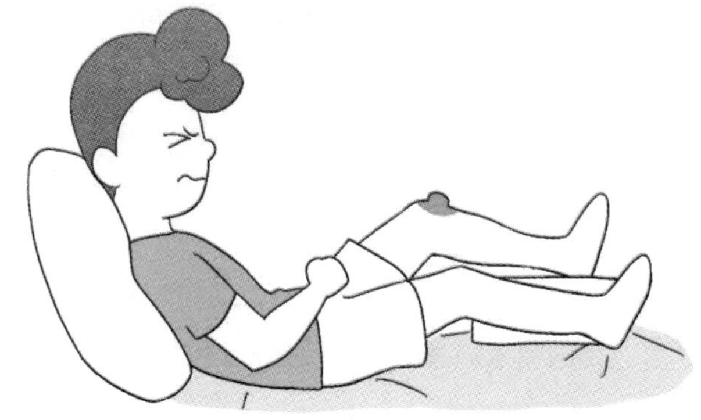

让人难以忍受。如果这时候出现了发热，就说明已经出现了炎症。不仅如此，关节本身也会受到损害，严重的会发生肾结石甚至是肾衰竭，危及生命。

痛风会因为尿酸沉积于各个脏器，导致脏器微循环障碍，因此要积极防止心脑血管及肾脏并发症。目前痛风治疗主要包括两个方面：一是治疗痛风发作时的疼痛和炎症反应；二是预防痛风发作，降低血尿酸。

(一)非药物治疗

非药物治疗主要包括以下几个方面：①低嘌呤饮食。减少高嘌呤食物、高脂类食物的摄入量，如肉类、野味、海鲜、含酵母食物和饮料等；尽可能食用嘌呤含量较低的食物，如大米、小麦、淀粉、高粱、鸡蛋、猪血、鸭血等。此外，痛风患者也应多吃蔬果类食物，因为大部分的蔬果都属于低嘌呤食物。②限制饮酒。乙醇在发酵过程中会消耗人体大量水分并产生大量嘌呤，人体内嘌呤含量越高，代谢产生的尿酸就越多，同时乙醇刺激肝脏也会产生尿酸，而这又会增加痛风的发病率和对人体的危害。③多饮水。人体饮用大量的水后，每日饮水 2000 mL 以上，可促进尿酸随尿液排出体外。④多运动。对于肥胖的痛风患者，在关注血尿酸的同时，注意引导患者规律运动，减少人体多余的脂肪，保持合理体重。⑤其他。避免受凉受潮、过度疲劳和精神紧张，穿舒适鞋，防止关节损伤；痛风患者慎用影响尿酸排泄的药物，如某些利尿药和小剂量阿司匹林等。防治伴发病如高血压、糖尿病和冠心病等。

(二)药物治疗

治疗痛风的药物主要有非甾体抗炎药、秋水仙碱、降尿酸药物等。

1. 非甾体抗炎药

非甾体抗炎药可有效缓解急性痛风关节炎症状。常用药物：双氯芬酸钠、依托考昔等。常见不良反应有胃肠道溃疡及出血，应警惕心血管不良反应。

2. 秋水仙碱

秋水仙碱早期用于痛风发作时，缓解症状的速度快。2012 美国风湿病协会(ACR)颁布的指南指出，急性痛风发作 36 h 内服用秋水仙碱，而前驱期应用可阻止痛风发作。有肾功能不全时秋水仙碱仍为一线药物，但要减量，因肾功能不全会显著减少其清除率、增加药物毒性。20%的口服药物是通过肾脏排泄的，而在严重肾衰竭患者中，秋水仙碱的半衰期是正常肾功能患者的 2~3

倍。同时，秋水仙碱不能通过透析被清除，因此，其毒性在慢性肾脏病(CKD)患者中是加剧的。

3. 降尿酸药物

对急性痛风频繁发作，有慢性痛风关节炎或痛风石的患者，应行降尿酸治疗。降尿酸药物包括别嘌醇、非布司他、苯溴马隆等，且治疗期间应监测血压、血糖、血脂、肝脏转氨酶等指标，给予综合治疗。

(三)手术治疗

痛风石的手术适应证主要涉及以下几个方面：

(1)痛风石导致肢体畸形并引起功能障碍而影响日常生活。

(2)压迫皮肤，已经形成或即将出现皮肤破溃。

(3)窦道形成，有粉笔样物质渗出或伴有不同程度的感染。

(4)关节活动障碍，神经受压而出现卡压症状。

痛风石直径为 15 cm 者争取尽早手术。

大部分痛风患者通过药物即可控制病情进展，而少数患者经内科治疗后，疗效不佳甚至无效，尿酸盐结晶沉积于关节、肌腱，逐渐形成痛风石。12%～15%的痛风患者罹患痛风石，其表面皮肤可能出现破溃，形成溃疡或窦道。研究表明，痛风创面不愈合的发病率高达 23%，伤口换药时间可达 6～8 周。创面平均愈合时间长达 4 个月，给患者日常生活、心理及肢体功能造成了巨大的影响。

痛风患者若尿酸控制不理想，急性痛风会反复发作，不利于创面愈合。痛风创面由于血运差，细胞再生能力弱，创面常常经久不愈。

（四）家庭护理

1. 休息与运动

急性期应卧床休息，抬高患肢并制动，休息至关节疼痛缓解72 h后开始活动，疼痛局部不宜冷敷或热敷。缓解期可适量活动，以中等运动为宜。

2. 饮食护理

急性期应严格限制含嘌呤量高的食物，缓解期可给予正常平衡膳食，禁烟、酒、浓茶、酸奶；鼓励患者多饮水。

3. 药物护理

指导患者正确用药，观察药物疗效和不良反应，如及时发现并配合处理秋水仙碱引起的恶心、呕吐、水样腹泻等胃肠道不适。

4. 病情观察

（1）观察关节疼痛的部位、性质、间隔时间，有无午夜因剧痛而惊醒等。

（2）观察患者受累关节有无红、肿、热和功能障碍，有无痛风石的体征。

（3）观察患者的体温变化，及时监测血尿酸、尿尿酸的变化。

（4）有无过度疲劳、寒冷、潮湿、紧张、饮酒、饱餐、脚扭伤等诱发因素。

第六节　呼吸系统疾病的防治与家庭护理

一、慢性阻塞性肺疾病

慢性阻塞性肺疾病(chronic obstructive pulmonary disease, COPD)是一种具有气流阻塞特征的慢性支气管炎和(或)肺气肿，可进一步发展为肺心病和呼吸衰竭的常见慢性疾病。与有害气体及有害颗粒的异常炎症反应有关，致残率和病死率很高，全球40岁以上人群发病率已高达9%～10%。

慢性阻塞性肺疾病是一种常见的以持续气流受限为特征的可以预防和治疗的疾病，气流受限进行性发展，与气道和肺脏对有毒颗粒或气体的慢性炎性反应增强有关。

(一)治疗

1. 稳定期治疗

稳定期可采用非药物治疗：戒烟，运动或肺康复训练，接种流感疫苗与肺炎疫苗。

2. 康复治疗

理疗、高压负离子氧疗等有利于COPD患者肺功能的康复。

3. 心理调适

良好的心情将有利于患者积极面对疾病、增加治疗的顺从性，并有利于建立良好的人际关系，从而促进疾病的恢复。

4. 饮食调节

多吃水果和蔬菜，可以吃肉、鱼、鸡蛋、牛奶、豆类、荞麦。吃饭时少说话，呼吸困难的人吃得慢些。肥胖的人要减肥，瘦弱的人要加强营养，少食多餐。

5. 长期家庭氧疗

如有呼吸衰竭建议长期低流量吸氧，每天超过 15 h。

6. 药物治疗

现有药物治疗可以减少或消除患者的症状、提高活动耐力、减少急性发作次数、缓解严重程度以改善健康状态。以吸入治疗为首选，教育患者正确使用各种吸入器，向患者解释治疗的目的和效果，有助于患者坚持治疗。

(1) 支气管扩张药：临床常用的支气管扩张药有三类，β_2 受体激动药、胆碱能受体拮抗药和甲基黄嘌呤，联合应用有协同作用。

(2) 吸入糖皮质激素：有反复病情恶化史和严重气道阻塞，FEV1<50%预计值的患者可吸入糖皮质激素。

(3) 祛痰药和镇咳药：仅用于痰黏难咳者，不推荐规律使用。镇咳药不利于痰液引流，应慎用。

(4)抗氧化剂：应用抗氧化剂如N-乙酰半胱氨酸、羧甲司坦等可稀释痰液，使痰液易于咳出，并降低疾病反复加重的频率。

7. 急性加重期治疗

(1)吸氧目标：维持血氧饱和度在88%~92%。

(2)支气管扩张药：吸入短效的支气管扩张药，如异丙托溴铵、沙丁胺醇。

(3)糖皮质激素：2014年GOLD指南更新版推荐甲泼尼龙，连续用药5 d。

(4)抗感染药物：以下三种情况需要使用抗感染药物。

1)呼吸困难加重，痰量增多，咳脓痰。

2)脓痰增多，并有其他症状。

3)需要机械通气。

(二)预防

1. 戒烟

吸烟是导致COPD的主要危险因素，若不去除病因，单凭药物治疗则难以取得良好的疗效。因此阻止COPD发生和进展的关键措施是戒烟。

减少职业性粉尘和化学物质的吸入，对于从事接触职业粉尘的人群，如煤矿、金属矿、棉纺织业、化工行业及某些机械加工等工作人员应做好劳动保护。

2. 减少室内空气污染

避免在通风不良的空间燃烧生物燃料，如烧柴做饭、在室内生炉火取暖、被动吸烟等。

3. 防治呼吸道感染

积极预防和治疗上呼吸道感染。秋冬季节注射流感疫苗；避免去人群密集的地方；外出应戴口罩；保持居室空气新鲜；发生上呼吸道感染应积极治疗。

4. 加强锻炼

根据自身情况选择适合自己的锻炼方式，如散步、慢跑、游泳、爬楼梯、爬山、打太极拳、跳舞，以及双手举几斤重的东西，在上举时呼气等。

5. 呼吸功能锻炼

COPD 患者治疗中一个重要的目标是保持良好的肺功能，只有保持良好的肺功能才能使患者有较好的活动能力和良好的生活质量。因此呼吸功能锻炼非常重要。患者可通过呼吸瑜伽、呼吸操、深慢腹式阻力呼吸功能锻炼、唱歌、吹口哨、吹笛子等进行肺功能锻炼。

6. 耐寒能力锻炼

耐寒能力的降低可导致 COPD 患者出现反复的上呼吸道感染，因此耐寒能力对于 COPD 患者显得同样重要。患者可采取从

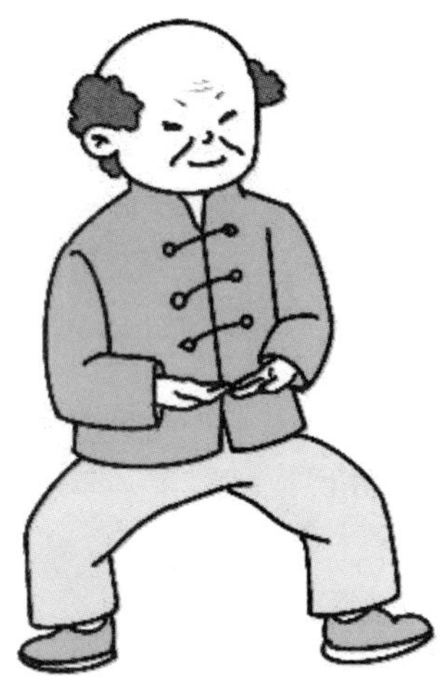

夏天开始用冷水洗脸、每天坚持户外活动等方式锻炼耐寒能力。

（三）家庭护理

1. 护理评估

（1）评估痰的颜色、性质、黏稠度、气味。

（2）评估低氧血症、高碳酸血症的症状与体征，如烦躁、出汗，以及血气分析的变化。

2. 护理措施

（1）保持室内空气新鲜，温度、湿度适宜。

（2）卧床休息，呼吸困难时抬高床头，取半卧位或坐位。

（3）饮食以高热量、易消化的流食、半流食为宜，鼓励患者多饮水。

(4)严格持续低流量吸氧。

(5)观察病情变化，监测生命体征，尤其是血氧变化，准确记录出入量。

(6)指导患者正确留取痰标本，观察痰的颜色、性状、气味等。

(7)指导患者有效咳痰，学会腹式呼吸。

3. 健康指导

(1)日常生活中注意避免烟雾、粉尘和刺激性气体，戒烟。

(2)加强锻炼身体，增强抵抗力，避免过度劳累及受凉。

(3)指导患者坚持呼吸锻炼。

(4)保持心情舒畅，树立战胜疾病的信心。

二、支气管哮喘

支气管哮喘(bronchial asthma)简称哮喘，是由多种细胞(如嗜酸性粒细胞、肥大细胞、T淋巴细胞、中性粒细胞、气道上皮细胞等)和细胞组分参与的气道慢性炎症性疾病。这种气道炎症可引起气道高反应性增加和广泛、易变的可逆性气流受限，并引起反复发作性喘息、气急、胸闷或咳嗽等症状。如果支气管哮喘得不到及时诊治，随病程进展可产生气道不可逆性狭窄和气道重构。如经过长期规范化治疗和管理，80%以上的患者可以达到哮喘的临床控制。

全球约有3亿患者，我国五大城市的资料显示同龄儿童的哮喘患病率为3%~5%。青壮年患病率低于儿童，老年人群的患病率有增高趋势。成人男女患病率大致相同，城市高于农村。约

40%的患者有家族史。

(一)治疗

目前尚无特效的治疗方法，但长期规范化治疗可使哮喘症状得到控制，减少复发乃至不发作。长期使用最少量或不用药物能使患者与正常人一样生活、工作和学习。

1. 药物治疗

(1)缓解哮喘发作：此类药物主要是舒张支气管，即支气管舒张药。

1)β_2 肾上腺素受体激动药(简称 β_2 激动药)：这是控制哮喘急性发作的首选药物。

2)抗胆碱药：如异丙托溴铵为胆碱能受体(M 受体)拮抗药，可舒张支气管及减少痰液，与 β_2 受体激动药联合吸入有协同作用，尤其适用于夜间哮喘及痰多的患者。

3)茶碱类：这是目前治疗哮喘的有效药物。茶碱与糖皮质激素联用具有协同作用。

(2)控制或预防哮喘发作：此类药物主要包括糖皮质激素、白三烯(LT)调节剂等。

1)糖皮质激素：这是当前控制哮喘发作最有效的药物。

2)白三烯(LT)调节剂：此类药物可以作为轻度哮喘的一种控制性药物。常用药物有孟鲁司特钠、扎鲁司特钠。

2. 急性发作期的治疗

须尽快缓解气道阻塞，纠正低氧血症，恢复肺功能，预防进一步恶化或再次发作，防止并发症。

3. 非急性发作期治疗

哮喘的慢性炎症的病理生理改变在急性期症状控制后仍然存在，因此必须制定长期治疗方案以预防哮喘再次发作。

4. 免疫疗法

免疫疗法分为特异性疗法和非特异性疗法两种。特异性疗法又称脱敏疗法(或称减敏疗法)：通常采用花粉、尘螨、猫毛等特异性变应原作定期反复皮下注射，剂量由低至高，以产生免疫耐受性，使患者脱(减)敏。非特异性疗法：采用注射卡介苗、疫苗、转移因子等生物制品抑制变应原反应的过程，有一定辅助的疗效。目前采用基因工程制备的人工重组抗 IgE 单克隆抗体治疗中度或重度变应性哮喘，已取得较好效果。

(二)家庭护理

1. 病情观察

(1)常规监测：意识，呼吸频率、节律、深度，辅助肌是否参与呼吸运动，呼吸音、哮鸣音，动脉血气分析及肺功能。

(2)并发症监测：患者出现脱水、低血钾并发症时，应记录 24 h 出入水量并采取相应护理措施。

(3)危急重症监测：夜间与凌晨易发哮喘，鼻咽痒、喷嚏、流涕、眼痒等过敏症状为哮喘发作前驱症状；如出现哮喘严重发作且经治疗症状无缓解者，有神志改变者，$PaO_2<60$ mmHg、$PaCO_2>50$ mmHg

者等，应做好机械通气准备。

2. 一般护理

（1）生活起居：①立即使患者脱离变应原是防治哮喘最有效的方法。外源性哮喘患者应避免接触过敏原，如改变其居住环境，室内不摆放花草，不使用羽毛制品；避免接触有污染的空气（如在房内吸烟、冷空气刺激等）、地毯、家具、皮毛等。②保持病室湿度在 50%～70%，定期空气加湿，室温维持在 18～22℃。③根据病情提供舒适体位，哮喘发作时嘱患者卧床休息，呼吸困难明显者取半卧位，重度哮喘发作时绝对卧床休息；保持口腔清洁，咳痰后协助做好口腔护理或用漱口液漱口。

（2）对症护理：遵医嘱使用鼻导管或面罩给氧，氧浓度为 24%～28%，流量为 2～4 L/min，监测动脉血气，使 PaO_2 提高到 70～90 mmHg。为避免气道干燥和寒冷气流刺激而导致气道痉挛，吸入的氧气应尽量温暖湿润。在氧疗法中，需根据动脉血气分析的结果评估疗效。呼吸速率过快可使二氧化碳排出过多，用漏斗状纸袋回收呼出的 CO_2 的方法，可使呼吸速率减慢。

（3）饮食：大约 20%成年患者及 50%患儿可因不适当饮食而诱发或加重哮喘。饮食宜清淡、易消化、足够能量，避免进食油煎食物、鱼、虾、蟹、蛋类、牛奶及某些食物添加剂（如酒石黄、亚硝酸盐）等易诱发哮喘发作的食物。哮喘急性发作时，鼓励患者多饮水，每天饮水量 2500～3000 mL，以补充丢失的水分，稀释痰液。注意戒酒、戒烟。

（4）心理护理：哮喘发作时的呼吸困难、濒死感常导致患者精神紧张、焦虑不安、失眠，其反复发作可引起患者心情抑郁。

关心患者，及时了解其心理活动，发现情绪激动和紧张时，做好劝导工作，以解除因条件反射或心理失衡等因素导致发病。

（三）健康指导

哮喘患者的健康教育是提高疗效、减少复发、提高患者生活质量的重要措施。

第五章　家庭用药与急救常识

第一节　家庭合理备药

每个家庭都可根据家庭成员的健康状况自备一些药品，用以治疗一些突发的、简单常见的疾病，如心绞痛、头痛、感冒、腹泻、胃胀等，这些药物即家庭常备药物，大家可以从以下几个方面为家庭成员定制小药箱。

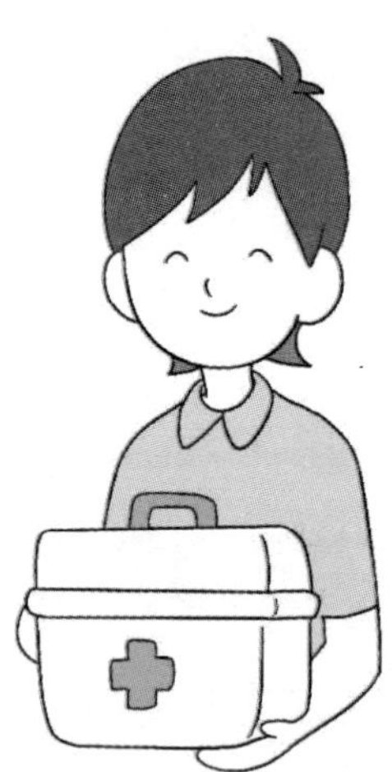

一、内服药物

在日常生活中，可常备的内服药物如下：

1. 作用于心血管系统的药物

（1）硝酸异山梨酯：可用于治疗各种类型的心绞痛。青光眼、严重心脏病、低血压患者禁用。

（2）硝酸甘油：适用于治疗或预防心绞痛，亦可作为血管扩张药治疗充血性心力衰竭。禁用于心肌梗死早期（有严重低血压及心动过速时）、严重贫血、青光眼、颅内压增高和已知对硝酸甘油过敏的患者。目前市面上存在硝酸甘油喷雾剂，使用更加方便。

（3）速效救心丸：适用于气滞血瘀型冠心病患者，舌下含服。孕妇禁用。

2. 作用于呼吸系统的药物

（1）喷托维林：宜用于频繁干咳，但痰多且黏稠者禁用。

（2）必咳平：能使痰液变稀，从而使痰液易于咳出，且可维持疗效达 7 h 左右。

（3）复方甘草合剂（俗称棕色合剂）：不但能止咳，而且有化痰功效，适用于伤风感冒与急性支气管炎初期。2 岁以下小儿忌服。

（4）氨茶碱：可用于多种哮喘。但急性心肌梗死伴有血压显著降低者忌用。

（5）沙丁胺醇：可防治支气管哮喘、哮喘型支气管炎和肺气肿患者的支气管痉挛。沙丁胺醇不宜与普萘洛尔合用。

3. 作用于消化系统的药物

(1)雷尼替丁：适用于十二指肠球部溃疡、胃溃疡及反流性食管炎等，在清晨与临睡前服用。但孕妇、乳母与青光眼患者及肾功能不全者慎用。

(2)多酶片：若消化液分泌不足，造成食物消化发生障碍，或饮食过饱，某些肠道传染病的恢复期出现功能性消化不良时，可在餐时服用多酶片。

此外，老年人还可常备促胃肠动力药、通便药物等，防止排便用力过度而猝死。

4. 其他

(1)地西泮：具有镇静、催眠等作用。失眠者可于睡前服用，但久服易成瘾。

(2)苯海拉明：患晕动病者乘车、乘船、坐飞机前 30 min 服用，能避免眩晕、呕吐等反应。

(3)对乙酰氨基酚：可用于感冒、发热、头痛、神经痛与关节痛等。

(4)阿司匹林：能退热、止痛、抗炎、抗风湿。小剂量阿司匹林还可预防血栓，但对胃黏膜有刺激性作用，最好用阿司匹林肠溶片。

(5)复方新诺明：可用于支气管炎、肺部感染、尿路感染及细菌性痢疾等。过敏者禁用。

(6)黄连素：可治疗红眼病、细菌性痢疾、急性肠胃炎等疾病。

(7)氟哌酸：可用于呼吸道、泌尿道、肠道和阴道等部位的感染性疾病，但胃溃疡者慎用；少儿及孕妇、乳母禁用。少儿可改用无味红霉素。

(8)甲硝唑(又称灭滴灵)：适用于厌氧菌感染、牙周炎及滴虫、阿米巴原虫等感染。

(9)头孢拉啶胶囊：可用于呼吸道、泌尿道、肠道等部位的轻度感染。

(10)颠茄片：适用于胃溃疡、十二指肠溃疡及轻度绞痛类疾病，但青光眼患者禁用。

(11)山莨菪碱：可用于胃溃疡、十二指肠溃疡疼痛与胆道痉挛及三叉神经痛、坐骨神经痛等。

(12)氯雷他定：可用于过敏性鼻炎、结膜炎、风疹等疾患，无嗜睡反应。但孕妇禁用。

(13)六神丸：为消肿解毒药，可用于急性扁桃体炎、咽喉炎、痈疽疮疖等，勿超量服用，以防中毒。

(14)牛黄解毒片：可用于目赤、咽喉炎、急性扁桃体炎、口腔溃疡、齿龈炎和疖肿等。

(15)云南白药：有止血、祛瘀的功效，既可用于外伤，又能治疗胃肠、子宫等内出血。孕妇忌用。

二、外用药物

(1)红药水：可用作皮肤擦伤、割伤及小伤口、黏膜的消毒，但不可用于眼、口部及大面积伤口，以防中毒；也不能与碘酊同用。

（2）紫药水：仅用于局部未破损的皮肤，有收敛作用，但严禁涂抹于口腔及黏膜或开放性的伤口上，以免带来严重危害。

（3）碘酊：可用于治疗疖子初起、皮肤擦伤、毒虫咬伤、无名肿毒等。若已破损的皮肤及伤口黏膜不宜使用。

（4）乙醇：75%的乙醇用于皮肤与体温表的消毒；50%的乙醇涂擦皮肤，既可防治压疮，也可作为高热患者的降温措施之一。

（5）高锰酸钾：可用于肛裂、痔疮、妇女外阴炎症等。勿用开水溶解，因易分解，溶液变褐紫色则失效。

（6）风油精：能提神醒脑，可防治晕车、头痛及蚊叮虫咬等。

（7）绿药膏：可用于轻度烫伤、烧伤、冻伤及皮炎等。

（8）金霉素眼膏：可用于结膜炎、沙眼、麦粒肿，也可用于鼻黏膜肿痛等。

（9）创可贴：适用于切口整齐、表浅、较小的不需要缝合的割伤。

三、相关工具

（1）血压计、血糖仪：对于血压异常、听力欠佳的老人建议选择电子血压计。当发现自己有头晕、胸闷等不适时，最好能及时测量一次血压。此外，平时早晨起床最好测量一次血压，以便及早地发现异常。血糖仪是糖尿病患者的必备医用器材，若患者出现不舒服时可随时测量血糖。

（2）氧气袋：心脏病患者或肺功能差的患者，建议在家中备一个氧气袋。但要注意，氧气袋只能解决一时之痛苦，待症状缓解后，患者一定要到正规医院就诊。

（3）体温计：老年人对自己体温变化的敏感性已经大不如前，

常常感觉不到自己体温上升。因此，当老年人出现精神不济、食欲差时，建议先测量体温，评估是否为发热“惹的祸”。而且，发热是许多重大疾病的“排头兵”，不可大意。

(4)医用胶布、棉签、医用脱脂棉。

四、说明

家庭小药箱里各种药物的服用和使用都必须注意药品说明书，了解其适应证、不良反应和禁忌证，按照剂量和要求服用，同时还要注意有效日期，过期的药品千万不能用。家庭药箱是用来应急的，即使患者服药后突发症状得以缓解，也应当尽早去医院做系统检查，以绝错失治疗良机。

五、旅行药箱

(一)准备

有出行经验的人在出行前都会列个清单，列出要买、要带的东西，保健医生提醒旅客，出行一定不能少了小药箱，除了要根据自己的病史带上特需的药，还需要带上一些常见的医药用品。

(二)必备药物

(1)感冒药：感冒清热冲剂、速效伤风胶囊、阿司匹林、布洛芬、马来酸氯苯那敏、苯海拉明等。

(2)治疗消化不良的药物：黄连素片、保济丸、藿香正气丸、乳酶生片、保和丸、山楂丸、吗丁啉等。

(3)治疗腹泻的药物：整肠丸等。

(4)晕车晕动片：镇静、催眠及抗胆碱药。用于乘车、乘船、坐飞机等引起的眩晕、呕吐等症状。

(5)治疗上火的药物：牛黄解毒丸或黄连上清丸，用于咽喉肿痛、牙龈肿痛、耳鸣口疮、大便不通等。

(6)创可贴：用于意外受伤。

(7)清凉油：用于蚊虫叮咬、头晕。

(8)眼药水：用于游泳或泡温泉后或灰沙入眼。

(9)活络油：用于跌打损伤、风湿骨痛。

(10)红药水：可消毒防腐，用于皮肤、黏膜等表浅小伤口的消毒。

(11)紫药水：具有消毒杀菌、收敛、干燥创面之功效，用于皮肤、黏膜的感染及小面积表浅烧伤。

(12)绷带：可用来涂药、包扎、止血和固定。

(13)蛇伤药：用于治疗蝮蛇、竹叶青、眼镜蛇、银环蛇、五步蛇咬伤。首次服用10片，以后每次服用5片，4~6 h服用1次。

(14)云南白药：用于刀枪跌打诸伤及内外出血与血瘀肿痛。

(15)麝香跌打风湿膏：具有消肿止痛之功效，用于跌打诸伤、风湿骨痛。

第二节　家庭合理应用西药

首先应当确诊自己得的是什么病，然后对症下药，不能只凭自我感觉或某一个症状就随便用药。比如发热、头痛，是许多疾病共有的症状，而不能简单地服用一些退烧药、止痛药。又如腹痛，也是一些疾病的共有症状，如果不分青红皂白地使用止痛药，就会掩盖一些急腹症的症状，贻误病情而造成严重后果。

其次，是了解药物的性质、特点、适应证、不良反应等，要选用疗效好、毒性低的药物，既能很快治愈疾病，又不带来其他危害。医生常常讲的“首选药”和“二线药”就是这个道理。

比如止痛药就有许多种类，对于一般感冒引起的发热、头痛、关节痛、神经性疼痛，以及妇女的经期腹痛，可选用复方阿司匹林(APC)、去痛片、扑热息痛、安乃近等；对于胃肠痉挛引起的腹痛可选用山莨菪碱片(654-2)、颠茄片、阿托品等。如果将前一类止痛药用于治疗腹痛，不但无效，反而有害；反之，用后一类止痛药治疗头痛、关节痛、经期腹痛同样无效。

最后，有人盲目地认为价钱贵的药就是好药，其实不然。因为药物的价格是由其本身的来源、成本、生产的产量以及生产的厂家来决定的，合资药厂生产的药就比国内药厂生产的药昂贵，进口药就更贵了。因此，贵不等于好，关键在于药物要对症。

第三节 家庭合理应用中药

我国的家庭生活与中医药关系密切，家庭自用中药是极为普遍的。为了正确、合理地使用中药，更好地发挥其效用，现作如下简单介绍。

一、中药的煎煮及服用方式

自古以来中草药的煎煮就非常讲究，现代科学研究进一步证实并不断完善。目前虽有许多按西药方式制成的中药制剂，但并不能代替汤剂的效果。因此，对汤剂的制法仍应予以重视。煎药容器应选陶器制品如砂锅、瓦锅，避免使用金属制品如铁锅、铜锅、镀锡锅等。在煎药用水方面，城市用自来水，农村无自来水的应选洁净、无污染的井水、泉水。加水量应根据药材数量和质地确定，一般为药材重量的5~10倍，花、叶、草类质轻体大的药材，加水量不少于药材重量的10倍；矿物、贝壳、坚硬根类，加水量不少于其重量的5倍，常为药材重量的7~8倍。煎煮前先加足冷水(不可直接冲入热水)搅拌湿透，浸泡约30 min。加热先用急火烧至沸腾，然后改用小火维持微沸状态20~30 min，滤出药液，药渣再加水(第一次加水量的50%~70%)煎第二次，继续保持微沸20 min，最后药液总量在300~400 mL即可。根据药味多少、坚硬程度或有无滋补性等情况，可适当增加煎煮时间和次数，煎出量也可适当加减。

另外，要遵循中药师的交代，对先煎的药物如动物甲骨类、矿物类应先煎15 min，对后下的药物如薄荷、苏叶、藿香、砂仁、木香等，可在其他药物煎好前5~10 min加入，继续煎沸10 min；有些药物需包煎，如蒲黄、滑石粉、车前子等；凡属纯胶体制品如阿胶、鹿角胶，则可在滤出药液后趁热溶化进去，即烊化服用；某些贵重药物如珍珠、人参也可研粉直接冲服。服药时也应按医嘱服用，该忌口的时候忌口，该用药引子的时候用药引子，其目的都是为了保证或增强疗效，防止不良反应发生。

二、中成药的使用

中成药是经多年临床实践所得出的有效固定成方。它有携带或储存方便、随时可用等优点，但不能像汤剂那样随症加减，灵活多变。因此中成药使用有一定的局限性，必须注意适应证，服用中成药时要注意以下两点：一是要根据患者病情、年龄、体质等多方面情况，按中医辨证施治的原则选择；二是根据药物本身的性味、功效进行选择。如感冒可分为风寒、风热、暑湿三种类型，风寒型感冒需用辛温解表药如参苏丸、通宣理肺丸、午时茶等；风热型感冒则用辛凉解表药如桑菊感冒丸、银翘解毒丸、清瘟解毒丸等；夏季多见暑湿型感冒，则用藿香正气丸。老年人风热兼咳嗽宜选桑菊饮，风热兼咽痛选银翘散，体虚者多用参苏饮。儿童则需专用小儿制剂，如小儿感冒丸、小儿回春丹等。又如，止咳化痰类药物可按清热化痰(蛇胆川贝液、清热理肺丸)、燥湿化痰(半夏露)、润肺止咳(雪梨)等不同类型选择。抗心绞痛药物有速效、长效两大类：急性发作时应选速效制剂，如宽胸气雾剂、苏冰滴丸、速效救心丸等；预防或维持治疗可用长效制剂如活心丸、益心丸、康宝液等。

外用膏药的选用，慢性腰腿痛、风湿性关节痛、跌打损伤(无破溃伤口)等可使用黑膏药或橡皮硬膏，其中橡皮硬膏易引起局部过敏而影响使用，黑膏药过敏少见但长期使用(半年)也有造成人体吸收铅的危害，仍需引起重视。对于急性感染、生疖长疮的患者，则宜使用软膏类，如生肌膏、玉红青、金黄青等，效果较好。

三、注意事项

中药与西药相比，中药的不良反应发生率低得多，但仍有发生。其中较常见的是过敏反应，偶见药物中毒，如牛黄解毒丸、六神丸、香连丸等均有中毒案例报道。所以仍需警惕不良反应、毒副作用的发生。另外，值得一提的是，中药和西药合用的现象并不少见。这种中西药合用的危害，轻则可降低疗效，如含鞣质的中药与西药的生物碱类、蛋白质、盐类等生成不溶性、难以吸收的物质，也能使酶类、维生素类失去活性；酸性中药(如五味子、山楂)和碱性西药中和而失效，药酒中的乙醇可降低胰岛素、苯巴比妥、苯妥英钠的疗效等。重则产生有毒物质危害健康，如含朱砂的人丹、七珍丹、七厘散、苏合丸等，含雄黄的牛黄解毒丸、六神丸、安宫牛黄丸等不能与西药硫酸盐同服，以免中毒。当然对于临床证明可用的或医生允许的中西药合用另当别论。

总之，家庭自用中药要遵医嘱，按规定正确煎煮服用，才能获得良好效果；不要乱用中成药，更不能多种中药和西药一起服用，以免延误治疗，甚至危害健康。

第四节　家庭合理应用补药

随着人民生活水平的提高和生活质量的改善，人们对增强体质，防病延年日趋重视。医药科学方面对预防保健、康复方面的研究也日趋重视，滋补药品、保健药品在市场上逐渐热卖起来。滋补药品、保健药品的合理应用确实能祛病强身、延年益寿、增强和提高身体素质；反之，不但达不到应有的效果，而且还会出现诸多不良反应，现将如何合理应用滋补药品、保健药品探讨如下。

一、既要辨证施补，又要合理配伍

(一)根据虚弱证候，选用滋补药物

所谓辨证施补，就是根据虚弱证候，按照病情病症的性质选用相应的滋补药品。虚者，不外乎气虚、血虚、阳虚、阴虚四种类型，而补虚药根据作用不同可分为补气药、补血药、补阴药、补阳药四类。临床用药应根据患者的虚弱类型对症施治。但是，若非辨证施治，缺乏针对性，该补不补，不该补而补，结果不是“冰上加霜”就是“火上加油”。临床上有许多阴虚体质的患者，自服人参、黄芪等药物及其制品后，出现头痛、耳鸣、目赤等上火现象，就是当补阴而益气造成的。正如古代名医所言“虽甘草、人参，误用致害，皆毒药之类也”就是这个道理。在辨证施补中，必须辨别虚实真伪，以防犯虚虚实实之弊。因为大实之病，反有羸状；至虚之病，反有盛势。前者是真实假虚，若误用补虚药则实者更实；后者是真虚假实，当补而反攻则虚者更虚。因此患者必须在医生的指导下，有针对性地选用滋补药品及保健品。

(二)根据中医理论，进行合理配伍

单味补虚药固然可以补虚，但通过合理配伍不仅可以提高疗效，而且能适应复杂病情的需要，减轻和消除单味药的不良反应。人体气血阴阳是相互依存的，在病理上往往相互影响，在病

症上也常相互兼见，如气虚和阳虚表示机体功能衰退，阳虚证兼见气虚，而气虚证也易导致阳虚；血虚和阴虚表示机体津液耗损，阴虚证兼见血虚，而血虚也易导致阴虚。因此补气药与补阳药，补血药与补阴药，在分清病症主次的基础上往往配伍同用，以适应病情的需要，又因气与血、阴与阳互根，所以在应用补气药和补血药、补阴药和补阳药时也不能截然分开。如补气药与补血药的适应证虽然各有侧重，但由于血不自生，须得生阳之药，血自旺。因此血虚证在应用补血药时宜配伍补气药以助生化的代表方，名曰当归补血汤，因有形之血生于无形之气，故重用黄芪补气，以补生血之源，配合当归补血，则阳生阴长，气旺血生。补阴药与补阳药的应用亦是如此。因阴是阳的物质基础，阳是阴的作用和动力的表现，阴阳之间，相互依存，相互为用。“善补阳者，必于阴中求阳，则阳得阴助而生化无穷；善补阴者，必于阳中求阴，则阴得阳生而泉源不竭。”可谓补阳药、补阴药的至理名言。张景岳名方左归丸，在滋阴药中配以温阳之品，在补阳药中配以滋阴之品，使阴中有阳，阳中有阴，不愧为补肾阴、补肾阳的好方。因此，阳虚补阳需辅以补阴之品，以阳根于阴，使阳有所依附，并可借补阴药之滋润制补阳药的温燥，从而防止出现伤阴；阴虚补阴需辅以补阳之品，以阴根于阳，使阴有所化，并借补阳药之温运制补阴药的凝滞，使之滋而不腻，补不伤阳。

总之，应用补气药、补血药、补阴药、补阳药时必须根据气血阴阳互根的理论，全面考虑，合理配伍，方能恰到好处，收到满意的效果。

（三）宜通补，不宜守补

所谓通补，就是应用补虚药时配伍少量的流动药物，使其补而不滞。所谓守补就是虚证完全用补虚的药物滋补。由于补虚药大多味甘质腻，虽能滋补，但可伤胃。如补气药易壅滞气机，尤其是大甘的药物，如甘草能助湿满中，在使用时宜配伍少量的木香、陈皮等行气药。补中益气汤中的陈皮，参苓白术散中的砂仁，归脾汤中的木香，其作用均为增强脾胃运化功能。防止甘草壅滞气机，且可提高治疗虚脱的作用。再如，补血药质多黏腻，用时应加少量砂仁、白蔻仁等芳香行气醒胃之药以防滋腻碍胃，或用少量活血药物，如四物汤中的川芎活血行滞，动静结合，补而不滞，滋而不腻，成为养血调经的好方。

二、防止误补留邪，切忌滥用补药

（一）邪气亢盛，正气未虚者不宜用补药

凡邪气亢盛，正气不虚，不宜用补。"邪气"泛指外感六淫、疫疠、内伤七情、痰饮、湿浊、瘀血、内火等病邪。若邪盛而正气未虚者，本不该补而补，常致病邪滞留不解，病情加重，习惯称之为"误补留邪"。如一患者患风热感冒，头痛目赤，口干咽燥，发热恶风，用银翘散加减即可去病，可该患者连服数日病情不减，后方知在服银翘散的同时患者在自服人参丸，故使外邪留滞，病情不减。因人参甘温助势，使病情"火上加油"。这些错误使用补虚药的案例应当引起注意，切记不能如此。若是邪盛正虚，或病邪未尽而正气已衰者，此时单用祛邪药虑其伤正，仅用

扶正药又恐碍邪，故必须处理好扶正与祛邪的关系，分清主次，选用补虚药的同时，适当地配伍解表、清热、泻下等祛邪药，以扶正解表、扶正清热、扶正攻下，如参苏饮、白虎人参汤、黄龙汤即为典型方剂。

（二）身体不虚者不宜用补虚药

滋补药品及其保健品确实可以增强体质，预防疾病，抗衰延年。经过现代医学实验和临床实践，某些补虚药品确实具有增强免疫功能，或调节神经功能、内分泌功能、代谢功能及机体的抗应激能力，或改善造血系统功能的多种药理作用，如人参、党参、黄芪、何首乌、枸杞子、生熟地黄等。补脾补肾药如参苓白术丸、六味地黄丸、首乌延寿丹、金匮肾气丸等方药，临床实践证明，其对延缓衰老、健康长寿均有良好的效果。然而，补是针对虚而言的，有虚的症状和体征表现或有医生检查和检验数据为依据，从而有针对性地应用补药。中医理论认为，补虚药的作用，并非单纯指机体物质基础的增加及功能加强，而主要是调整机体阴阳之偏盛及偏衰，使之达到平衡状态。因此，滋补药品之所以能防病治病，抗衰防老，前提是体虚，即体内阴阳不平衡。若机体不虚，阴阳平衡，服用滋补药反而会使阴阳失去平衡，使身体发生病态。因此，身体健康之人不宜服用滋补药品。

（三）注意虚不受补，应先调理脾胃

脾胃为后天之本，生化之源，体弱患者服用滋补药品必须经过脾胃的消化、吸收，才能输送到全身而达到补益的目的。若是脾胃运化功能不正常，即使日进补药也达不到其目的，相反还会

引起腹部胀满、不思饮食、神疲乏力等症状，这就是虚不受补。临床若遇到虚不受补的患者，则应根据病情症状，先调理脾胃功能，使其能正常运化后方可应用补虚药。另外，应用滋补药时还要考虑气候季节对人体的影响，如在炎热的夏季用补药就是不适合的。有些滋补药品最好在秋后或冬令时节施补较为合适。因此，滋补药品的使用应根据季节、气候、患者病情的实际情况来施治和调整用药，使其达到圆满效果。

第五节　家庭急救常识

一、烫伤

烫伤可分为三级：①一级烫伤，会造成皮肤发红，伴有刺痛感；②二级烫伤，发生后会看到明显的水泡；③三级烫伤，则会导致皮肤破溃变黑。

急救办法：一旦发生烫伤后，立即将被烫部位放置在流动的水下冲洗或用凉毛巾冷敷，如果烫伤面积较大，伤者应该将整个身体浸泡在放满冷水的浴缸中。可以将纱布或是绷带松松地缠绕在烫伤处以保护伤口。

绝对禁止：不能采用冰敷的方式治疗烫伤，冰会损伤已经破损的皮肤，导致伤口恶化。不要弄破水泡，否则会留下瘢痕；不要随便将抗生素药膏或油脂涂抹在伤口处，这些黏糊糊的物质很容易沾染脏东西。

(1)用冷水局部降温 10 min。

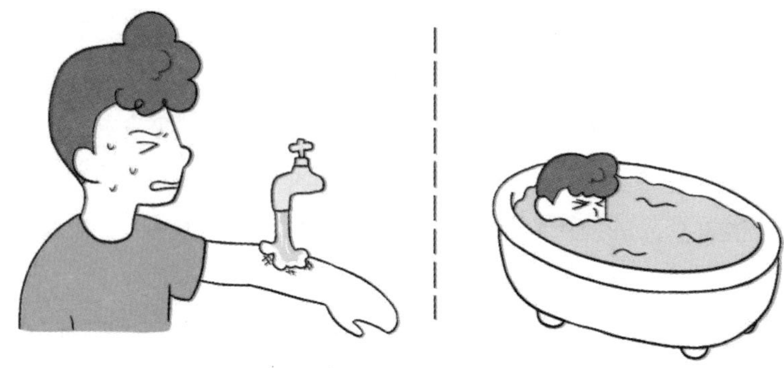

（2）用一块干净、潮湿的敷料覆盖。

（3）伤处肿胀时，去掉手表、手镯、戒指等，将敷料轻轻固定包扎，注意不要太紧。

二、扭伤

定义：关节过猛地扭转、撕裂附着在关节外面的关节囊、韧带及肌腱，就是扭伤。

常见部位：踝关节、手腕及下腰部。发生在下腰部的扭伤，就是平常说的闪腰岔气。

临床表现：疼痛、肿胀、皮肤青紫及关节不能转动，疼痛是必然出现的症状。

急救办法：运动中扭伤，应立即停止运动。采取舒服体位，在扭伤发生的 24 h 之内，尽量做到每隔 1 h 用冰袋冷敷 1 次，每次 30 min。将受伤处用弹性压缩绷带包好，并将受伤部位垫高。24 h 之后，开始将患处的冷敷更换为热敷，以促进受伤部位的血液流通。

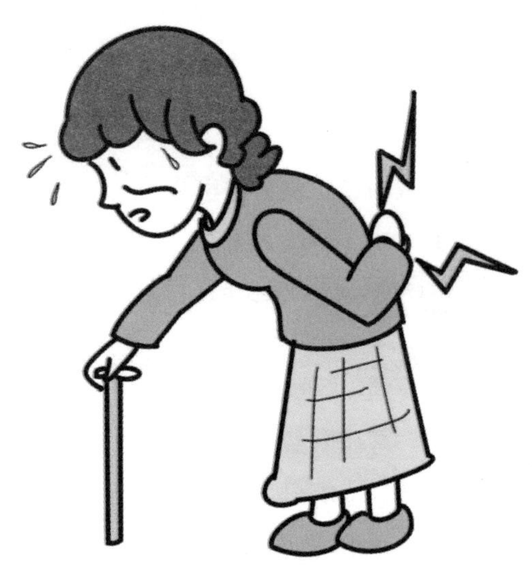

绝对禁止：不能随意活动受伤的关节，否则容易造成韧带撕裂，恢复起来相对比较困难。

温馨提示：如果肿痛继续，可能是发生了骨折，一定要去医院诊治。

三、流鼻血

流鼻血是由于鼻腔中的血管破裂造成的，鼻部的血管很脆弱，因此流鼻血也是比较常见的小意外。

急救办法：身体微微前倾，并用手指捏住鼻梁下方的软骨部位，持续 5~15 min。如果有条件的话，放一个小冰袋在鼻梁上也有迅速止血的效果。

绝对禁止：用力将头向后仰起的姿势会使鼻血流进口中，慌乱中还可能会有一部分血液被吸进肺里，这样做既不安全，也不卫生。

四、鱼刺卡住咽喉

人们在吃鱼时，常会被鱼刺卡住喉咙。人们习惯性的做法是喝几口醋，希望能把鱼刺软化，或者是吞几口米饭、馒头，试图把鱼刺咽下去。然而专家提醒，这样盲目处理不仅无济于事，而且有很大的风险。

临床表现：咽喉疼痛、吞咽困难。

温馨提醒：①人们常用喝醋的方法软化鱼刺，事实上醋只能短暂地在被卡的位置停留，效果十分有限。用吞米饭、馒头等食物的方法将鱼刺硬咽下去则更加危险，轻则加重局部组织损伤，重则可造成食管穿孔，甚至伤及大血管，从而引起大出血，故千万不要自行喝醋、咽饭。②当喉部被鱼刺等物体卡住时，首先要缓解情绪，一旦情绪紧张，则容易造成咽喉部肌肉收缩，异物会卡得更紧。③在购买鱼时，要尽量选择刺少的鱼，比如三文鱼、黄花鱼等，或者购买加工好的鱼排。选择做鱼的方法时，要考虑老人、孩子不便于将鱼刺分离出来，可以选择焖酥鱼，使鱼刺酥软，能随鱼肉一起咽下。

正确做法：①让患者保持放松的状态，令患者张口，用筷子或匙柄轻轻压住舌头，露出舌根，通过手电筒查看是否有鱼刺等异物。如有，可用镊子将异物夹出。②如患者自觉鱼刺等粘卡在会厌周围或食管内，不易取出时，可让患者含少许食醋，慢慢地吞下或用中药乌梅(去核)蘸砂糖含化咽下或用中药威灵仙 30 g，加水两碗，煎成药，在 30 min 内慢慢咽下，每日 2 剂，一般服用

1~4 剂，鱼刺即可软化自落，从而痊愈。如方便时，最好能就医处理。

五、骨折后不能乱揉捏

骨折的临床表现如下：①一般表现。局部肿胀、疼痛和功能障碍。②特有体征。畸形、异常活动、骨擦音或骨擦感。

跌伤、摔伤造成骨折是常见的，有的人为了减轻疼痛，习惯性用手揉捏伤处。其实，骨折后乱揉捏可能会造成十分严重的后果。

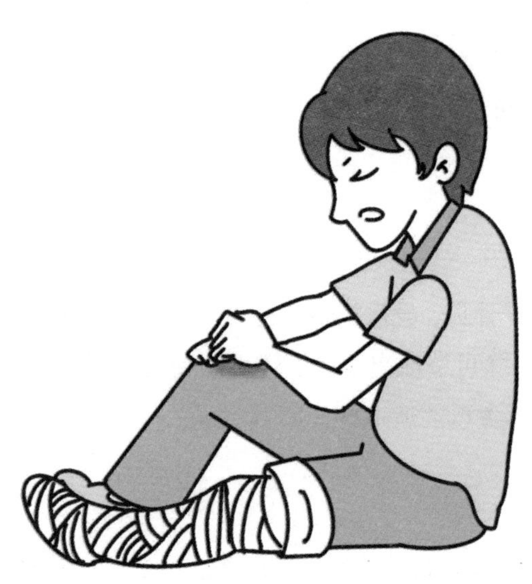

1. 发生截瘫

如果是颈椎骨折，误用揉捏可使脊髓受压，发生高位截瘫。胸腰部脊柱骨折时，揉压按捏过重可以损伤腰脊髓神经，发生下肢瘫痪。

2. 刺破血管引起内出血

骨折时，其折裂端可能较锋利，按、揉、挤、捏等均会刺破局部血管，导致出血。如锁骨粉碎性骨折，揉、捏可能伤及锁骨下动脉；肱骨外髁颈骨折，揉、按会伤及腋动脉；肱骨髁上骨折，揉、按可损伤肱动脉；大腿下端骨折，揉、捏可伤及动脉；肋骨骨折时，揉、按可致骨折端刺破肺脏，发生气胸、血胸、纵隔及皮下气肿及咯血等。

3. 损伤神经

四肢长骨骨折，骨折裂端会像刀一样锋利，在此状态下，揉、捏、按、压等除可造成出血外，还可能使骨折端刺伤或切断周围的神经，严重者可能造成神经麻痹。

4. 加重休克

严重的骨折如股骨骨折、骨盆骨折或多发性肋骨骨折合并内脏损伤时，由于失血和疼痛，患者可发生休克。如果再施以揉、捏，会进一步加重休克，甚至造成伤者死亡。

5. 造成骨缺血性坏死

若患者出现股骨颈骨折、腕骨骨折后，盲目揉捏，可损伤关节囊血管和骨干滋养血管，导致股骨颈缺血性坏死。当骨折已造成内部肌肉出血，揉、捏会加重肌肉和血管的损伤，时间稍久可能形成局部肌肉缺血，导致神经功能丧失，如不及时处理，易造成肢体坏死，严重者可发展为挤压综合征而危及生命。骨折后随意揉、按、捏，不仅存在各种风险，而且还为正常治疗带来诸多困难，并直接关系着骨折的预后和康复。

因此，一旦发生严重的跌倒和摔伤，尤其是患者无法动弹时，最好的办法是：让伤者安静地躺着，马上联系急救车，送医院就诊。

六、一氧化碳中毒

一氧化碳是一种无色、无味的气体，几乎不溶于水。进入人体后，一氧化碳与体内血红蛋白的亲和力比氧气与血红蛋白的亲和力高 300 倍，使血红蛋白丧失了携带氧的能力和作用，对全身的组织细胞均有毒性作用，尤其对大脑皮质的影响最为严重。在日常生活中，家庭用火、取暖、洗浴时缺乏预防措施，是导致一氧化碳中毒的主要原因。

一氧化碳中毒初期只是表现为头痛，随之会出现头晕、眼花、恶心、心慌、四肢无力、皮肤黏膜出现樱桃红色等症状。当人们意识到已发生一氧化碳中毒时，往往为时已晚。因为支配人体运动的大脑皮质最先受到麻痹损害，使人无法实现有目的的自主运动。此时，中毒者头脑中仍有清醒的意识，也想打开门窗逃

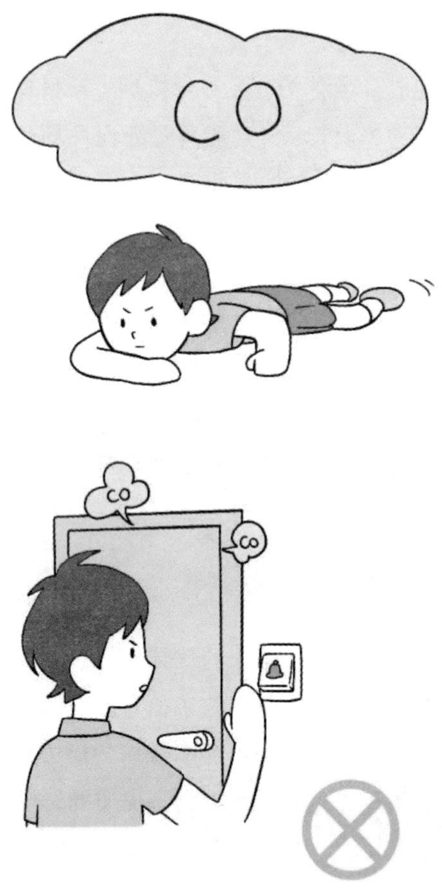

出，可手脚已不听使唤。所以，一氧化碳中毒者往往无法进行有效的自救。

当发现有人发生一氧化碳中毒后，救助者必须迅速按下列程序施行救助：因一氧化碳的比重比空气略轻，故浮于上层，救助者进入和撤离现场时，如能匍匐行动会更安全。进入室内时严禁携带明火，尤其是开放煤气自杀的情况，室内煤气浓度过高，按响门铃、打开室内电灯产生的电火花均可引起爆炸。进入室内后，应迅速打开所有通风的门窗，如能发现煤气来源并迅速排除则应同时控制，如关闭煤气开关等，但绝不可为此耽误时间，因为救人更重要。然后迅速将一氧化碳中毒者背出充满一氧化碳的房间，转移到通风保暖处平卧，解开衣领及腰带以利其呼吸顺畅。同时呼叫救护车，随时准备送往有高压氧仓的医院抢救。在等待运送车辆的过程中，对于昏迷不醒的患者可将其头部偏向一侧，以防呕吐物误吸入肺内导致窒息。为促其清醒可用针刺或指甲掐其人中穴。若其仍无呼吸则需立即开始口对口人工呼吸。必须注意，对一氧化碳中毒的患者，这种人工呼吸的效果远不如医院高压氧仓的治疗效果。因而对于昏迷较深的患者应立即送往医院，但在送往医院的途中人工呼吸绝不可停止，以保证大脑的供氧，防止因缺氧造成脑神经不可逆性坏死。

七、狗咬伤

狂犬病是人被狗、猫、狼等动物咬伤而感染狂犬病毒所致的急性传染病，狂犬病毒能在狗的唾液腺中繁殖，咬人后通过伤口残留唾液使人感染。人发病时主要表现为兴奋、恐水、咽肌痉挛、呼吸困难和进行性瘫痪直至死亡。潜伏期为 20~90 d，一旦发病，治疗上目前无特效药物，病死率极高，几乎达 100%。

典型疯狗常表现为两耳直立、双目直视、眼红、流涎、消瘦、狂叫乱跑、见人就咬、行走不稳；也有少数疯狗表现为安静、离群独居、易受惊扰、狂叫不已、吐舌流涎，直至全身麻痹而死。

有的狗、猫虽无“狂犬病”表现，但带有狂犬病毒，它们咬人后照样可以使人感染狂犬病毒而得狂犬病。

温馨提示：人被狗或猫咬伤后，不管当时能否肯定是疯狗所为，都必须按下述方法及时进行伤口处理。

处理方法：若伤口流血，只要不是流血太多，就不要急着止血，因为流出的血液可将伤口残留的疯狗唾液冲走，自然可起到一定的消毒作用。对于流血不多的伤口，要从近心端向伤口处挤压出血，以利排毒。同时，必须在被咬伤后的 2 h 之内，尽早对伤口进行彻底清洗，以减少狂犬病的发病机会。用干净的刷子，可以是牙刷或纱布，配合浓肥皂水反复刷洗伤口，尤其是伤口深部，并及时用清水冲洗，不能因疼痛而拒绝认真刷洗，刷洗时间至少要持续 30 min。冲洗后，再用 70%乙醇(酒精)或 50°~70°的白酒涂擦伤口数次，在无麻醉条件下，涂擦时疼痛较明显，伤员应有心理准备。涂擦完毕后，伤口不必包扎，可任其裸露。对于其他部位被狗抓伤、舔吮以及唾液污染的新旧伤口，均应按咬伤同等处理。经过上述伤口处理后，伤员应尽快送往附近医院或卫生防疫站接受狂犬病疫苗的注射。

第六章　生活保健

第一节　生活顾问

一、饮食有节

合理膳食是健康的基础。现代人生活节奏快，饮食不规律、喜欢重口味、过度减肥等不健康的饮食习惯正危害着人们的健康，除了容易引起肠胃不适，还容易增加失眠、高血压、高血脂等健康风险。

民以食为天，饮食是我们日常生活的重要组成部分，饮食健康也是我们身体健康的基础。做到饮食有节，推荐大家四招：

(1)结构合理：每天摄入的食物种类要尽量多样化，因为每种食物中的营养有限，吃的食物种类越多，摄取的养分也就越全面。

(2)按时进食：每天要按时吃饭，尽量少吃夜宵，选择合适的就餐环境，避免边走边吃或狼吞虎咽。

(3)饮食有度：不要因为贪嘴而胡吃海喝，也不要为了减肥而饿着肚子。每顿饭不宜过饥也不能过饱，保持七分饱左右比较合适。

(4)清淡控油：过量的油、糖和盐已成为公认的“健康杀手”。每人每天摄入盐量不要超过 5 g。烹调方式尽量选择蒸、炖、煮，少吃煎炸和含糖多的食物，选购加工食品时要学会看成分表，小心反式脂肪食品、高糖食品和高钠食品。

二、起居有常

充足的睡眠非常重要，工作、学习、娱乐、休息都要按作息规律进行。

成年人每天要保证 7~8 h 的睡眠，最好在 23：00 前睡觉。为了保证睡眠质量，睡前尽量不要玩手机、吃宵夜，保持睡眠环境的安静和空气流通。午间可适当进行午休。

三、动静结合

俗话说：“生命在于运动”。坚持运动能改善身体各系统的调节能力、加快新陈代谢、增强免疫力。同时，运动还会刺激肾上腺素分泌增加，所以那些运动较多的人在思考速度和记忆力这两方面尤其突出，思维也会更加活跃。

虽然运动很重要，但也不用盲目地追求过大的运动量。大家可按照自己的喜好选择一款适合自己的运动并长久坚持，以身体稍稍发汗最为适宜。

特别推荐行走这种运动方式，它既简单易行，又没有特定的

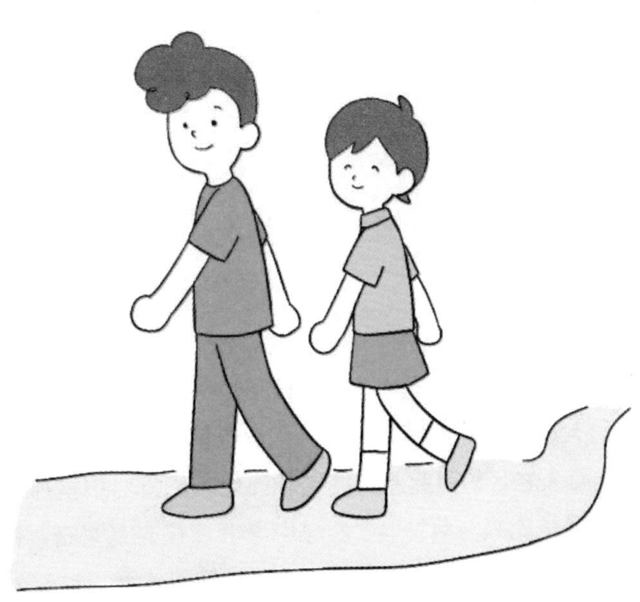

设备、地点限制，适合大多数人锻炼身体。大家可以根据自己的身体情况，每日行走一万步左右，还可以约上亲友一起行走，既能锻炼身体，又可以增进感情。

四、心态平和

情志也是健康的重要组成部分。现代人生活压力大，焦虑、抑郁、愤怒等负面情绪经常“入侵”我们的日常生活，除了降低生活的幸福感，更会危害身体健康。因此，情志保健必须重视。

人生十之八九不如意，故大家要注意平和心气，保持正面思维，以主动、乐观、进取的态度去思考和行动，坦然面对事物的变化、工作和生活的压力，冷静、客观地处理各种事情。同时也要注意合理排解压力、缓和情绪，保持良好的情绪和健康的心态。

第二节 营养与饮食卫生

一、酗酒有害健康

酗酒后，大量的乙醇对胃肠道黏膜是一种强烈的刺激，伤害胃肠道。大量的乙醇需要通过肝脏代谢分解，势必会加重肝脏的负担，久而久之容易引起脂肪肝或肝硬化。乙醇对中枢神经系统的作用表现是先兴奋后抑制，乙醇中毒者往往先是兴奋、有欣慰感，后则出现口齿不清、动作不协调甚至酩酊大醉。这时容易发生事故，对生命安全造成威胁。因此酗酒对健康极为不利。体重在 60 kg 左右的人，每天不宜饮用乙醇含量超过 60% 的酒 150 g 或啤酒 3 瓶，再多则会影响健康。更不要误认为多喝酒可增加营养。未成年人在身体发育期更不能酗酒或过多食用含乙醇的饮料。

二、合理安排饮食，保护胃功能

胃位于腹腔左上方，它的主要功能是消化食物。胃病是一类消化系统疾病。

急性胃炎患者起病急，症状重，常见上腹疼痛、打嗝、恶心、呕吐，伴有腹泻、食欲减退。腹泻、呕吐严重者可暂禁食，同时应大量补足水分，饮食以米汤、藕粉、稀粥等流质为主。病情好转后可给予面条、软饭、蒸鸡蛋等。饮食方式应少食多餐。若患者伴有肠炎、腹泻时，饮食中应减少脂肪含量，禁食胀气食品如牛奶、豆浆、糖类和蔬菜类多纤维食品。

慢性胃炎患者病程较长，故营养治疗是治疗慢性胃炎的主要措施。饮食要多样化，以促进食欲、补充富含蛋白质的食物为主，并注意肉、鱼、蛋与豆制品的搭配。食品要细、软、少渣，少量多餐，以减少食物对胃黏膜的刺激。吃饭时应细嚼慢咽，以利消化，饭后不能马上躺下睡觉。饭后应隔 50~60 min 才可进行较剧烈的体育活动。避免食用生冷、油煎、酸辣、硬质等具有刺激性的食物。不能吃太热的食物，以免烫伤口腔和食管。应忌香烟和酒。慢性萎缩性胃炎患者可食用浓稠一点的肉汤，以刺激胃酸分泌，帮助消化。饮食应增加补血食品，如猪肝、猪血、蛋类以及深绿叶蔬菜等，以防缺铁性贫血。对患有十二指肠或胃溃疡的患者，除可按慢性胃炎患者饮食安排进餐外，还应特别注意定时定量，少食多餐。可根据病情每天进食 4~5 餐。

三、生水及变质饮料不能喝

生水中可能含有一些致病微生物如细菌、病毒、寄生虫或虫卵等，此外还可能含有一些对人体有害的化学成分。当饮用了这些不卫生的生水后，就容易患病。而经过加热煮开后的水，致病微生物已被杀死，某些有害化学成分经加热后分解，对人体致病的可能性大大降低或被消除。变质饮料中有大量的细菌繁殖，这些细菌产生的有毒、有害产物会致人体中毒，出现头晕、头痛、恶心、呕吐、腹痛、腹泻、高热、抽搐等症状，甚至危及生命。

四、预防食物中毒

食物中毒是指食用了被细菌污染后腐败变质的食物，或食用了被有毒化学物质污染和本身有毒的食品后发生的以急性过程为主的疾病。食物中毒一般具有潜伏期短、发病快、短时间内有大量食用过相同食物的人同时发病、所有患者都有相似的以消化道症状为主的临床特征。预防食物中毒要做到以下几点：

(1)不吃变质、腐烂的食品。

(2)不吃被有害化学物质或放射性物质污染的食品。

(3)不生吃海鲜、河鲜、肉类等。

(4)生食品、熟食品应分开放。

(5)切过生食的菜刀、菜板不能用来切熟食。

(6)不食用病死的禽畜肉。

(7)不吃毒蘑菇、河豚鱼、生的四季豆、发芽土豆、霉变甘蔗等。

五、多吃糖不益人体

糖的主要成分是碳水化合物。在人体中碳水化合物所起的作用主要是提供最主要的热能，增加蛋白质在体内的潴留和利用，帮助脂肪在体内氧化、转化为糖元储存于体内以供急需，构成细胞膜、激素、结缔组织和神经组织的重要成分以及参与维护神经系统的正常生理功能等。但是当碳水化合物的摄入量超过了人体正常所需要的量时，它主要是转化成糖元和脂肪组织储存于体内，这样势必会造成肥胖，诱发糖尿病、高脂血症、心血管疾病、脂肪肝等疾病。此外，研究发现食糖过多不利于伤口愈合，食糖过多易患龋齿、近视眼等。

六、一日三餐巧安排，早餐不可不吃

现代人由于生活节奏加快或不良的生活习惯，常常忽略了一日三餐的合理安排，形成了不讲科学的饮食习惯。然而，一日三餐的合理安排直接与健康密切相关。合理的安排是早餐占全日总热量的25%~30%，午餐占全日总热量的40%，晚餐占全日总热量的30%~35%，早餐应供给充足的蛋白质，一定量的脂肪，午餐应供给充足的蛋白质、脂肪、纤维素、碳水化合物和维生素，晚餐以精为好，除了要有蛋白质、纤维素、碳水化合物和维生素以外，还应避免吃得过饱或进食大量脂质食物。早餐对于人体健康的意义极为重要，它所供给的能量应占全日总能量的30%左右，可保持上午精力旺盛。如果不吃早餐，能量供应不足，人体血糖降低，而血糖正是大脑活动和人体各种活动的主要能源。不吃早餐，人体容易在9：00~10：00产生饥饿感，出现头昏、乏力、注意力不能集中、恶心、心慌等症状，甚至面色苍白、出冷汗、昏厥。此外，长期不吃早餐容易诱发肥胖、胆结石等疾病。对正处于生长发育时期的青少年而言，不吃早餐不仅影响学习，而且影响身体的正常发育。因此，千万不可忽略早餐的重要性。

七、人体必需的七种营养素

人体必需的七种营养素是蛋白质、脂肪、糖类（碳水化合物）、无机盐、维生素、纤维素和水。人体的一切生命活动都离不开这些营养素，也就是说，人的身体就是靠摄入这些营养素，通过化合、分解从而合成了人体的各种组织、器官，同时供给人体生命活动所必需的一切物质。当人体缺乏某种营养素时，生命活动的正常性就会受到影响，出现消瘦、虚弱、抵抗力下降、功能障碍、疾病乃至死亡等各种表现。因此，在日常生活中，我们应养成不偏食、不挑食、不暴饮暴食的良好饮食习惯，从而使我们能够获得全面而均衡的营养。

第三节　卫生保健

家庭是社会的基本单位，是自我卫生保健的重要场所。掌握家庭卫生保健的内容和措施，对于搞好社会卫生保健极为重要。

一、什么是家庭卫生保健

家庭是社会的细胞，是以婚姻和血缘关系为基础的一种社会生产和生活的组织形式。家庭卫生保健是以家庭为单位，在家庭生活场所开展的各种卫生保健活动。家庭卫生保健属于社会卫生保健的重要组成部分。在世界卫生组织《2000 年人人享有健康全球策略》一书中明确指出：“健康首先是从家庭、学校和工厂开始的。”把家庭卫生保健放在社会卫生保健的首要地位，这充分说明了家庭与人群健康和疾病的密切关系。

二、家庭卫生保健对健康的作用和影响

家庭具有生产、生育、消费、教育、赡养等一系列功能。这些功能的完善与否，无不影响着每个成员的身心健康。因此，家庭卫生保健对健康的作用和影响是极其重大的，主要表现在以下几个方面：

(1)家庭是社会生产的基本单位，家庭成员健康与否，直接影响着社会生产和经济发展。因此，家庭卫生保健对于保障社会劳动力，促进社会生产和经济发展，起着极其重要的作用。

(2)家庭是人口繁衍的基本单位，与人口数量和质量的控制密切相关。健康家庭的生育功能良好。通过优生、优育和计划生育，较好地控制人口的数量，保证人口的质量，降低疾病的发病率。不健康的家庭，常因为多生等原因造成人口素质低下、人口质量下降，使传染病、贫血、营养缺乏症等疾病的发病率升高。近亲结婚的家庭，会给下一代造成严重的遗传病，并由此引发一系列家庭社会问题。

(3)健康家庭的经济和消费功能正常，注意合理营养、合理消费，从而保持家庭成员良好的身体素质，增强了家庭成员的抗病能力。不健康的家庭消费功能失调，经济紧张生活困难，吸烟酗酒，造成生活质量低下，营养失调，以至身体素质差，家庭成员抗病能力下降。

(4)健康家庭人际关系协调、融洽，家庭成员尊老爱幼、和睦相处、情绪稳定、精神愉快。这些良好的心境使人体生理代谢的调节和控制保持稳定状态，从而保持身心健康。不健康的家庭人际关系紧张，给家庭成员带来精神上的忧郁、焦虑、气愤或悲伤等情绪，这些不良刺激必将扰乱人体生理代谢的调节机制，降低机体的免疫功能，加速各系统组织器官的衰老，最终引起各种心身疾患。健康的家庭教育功能良好，父母文化素质较高，教育方法得当，子女自幼就得到良好的教育和熏陶，使他们具有健全的人格，身心得到健康的发展；不健康的家庭教育功能失调，家庭教育能力差，教育方法不当，家长行为不正当或以身作则差，不仅会影响子女的身体发育和智力发展，而且可能导致乖戾行为、变态心理以及青少年犯罪。

三、家庭卫生保健的主要内容

（一）家庭心理卫生

做好家庭心理卫生工作，首先，要求家庭成员加强自身修养，培养具有良好的道德情操和乐观豁达的性格。要学会冷静地、心平气和地处理家庭成员之间的纠纷，保持一个温馨宁静、平和、相互尊重的家庭心理氛围。其次，在家庭成员中，要尊长爱幼，相互理解相互支持，团结互助。要善于处理各类家庭成员的人际关系，特别要处理好夫妻关系。夫妻之间应当注意维护各自的自尊心，经常表现出互相尊重和相互钟爱，努力唤起对方的热情和爱心。再次，在家庭生活中要学会用幽默的情趣、通情达理的劝慰和体贴入微的爱抚化解矛盾，取得共识。对待晚辈，包括子女、儿媳、女婿等，要宽宏大量，关心诱导，热情支持，谆谆教诲。

（二）良好的家庭教育

家庭教育是多方面的，不仅包括文化知识的传授，而且还包括道德情操、文明礼貌、生活方式和行为规范等的熏陶。家庭教育主要由父母双方来承担，父母是孩子的第一个启蒙老师。良好的家庭教育气氛，首先要求家庭成员中有和睦的人际关系。父母关系融洽，且具有稳定的心理素质，才能培养孩子的同情心、正义感、奉献精神、拼搏精神及无私无畏等优良的品质；从小培养孩子良好的卫生习惯和爱劳动、善思索、勤读书的好风气，以及爱锻炼、能吃苦的好作风等。

（三）家庭医疗保健

家庭医疗保健的服务对象是家庭中的所有成员，包括健康人与患者，特别是老人、儿童和妇女。服务地点就在家庭。服务的内容是在家庭中能够开展的一些医疗保健项目。要搞好家庭医疗保健，首先要在家庭成员中普及医疗卫生知识，使其掌握一些多发病、常见病的简易诊断和治疗方法；掌握外伤、急救的一般处理技术以及家庭护理的基本知识。家庭医疗保健的承担者，主要是在职或退休的医务人员和其他辅助人员或医院附设的专门机构。由他们向服务对象提供保健咨询、医疗和护理技术，以及供应开展家庭医疗保健的简易医疗器材及药品。这种机构除了向家庭提供一般的医疗服务外，还可提供家庭医生，开设家庭病床。

（四）家庭体育锻炼与娱乐

体育锻炼和文化娱乐对于维护家庭成员的身心健康，提高家庭成员的身体素质和心理素质都有重要作用。因此，家庭中应积极开展文化活动，一般来说，建议每个家庭拥有多种简易的健身器材；每个季节全家成员要进行两次以上的户外体育活动，如徒步旅游、登山等；每个家庭订有一份以上的体育健身报刊，以使每一个成员掌握一些健身必备的知识和技能。同时，家庭中还要经常开展一些健康的文化娱乐活动，如唱歌、跳舞、晚会等，丰富家庭精神生活。

（五）合理的家庭消费

合理的家庭消费是指根据家庭经济收入情况，有计划地做到科学开支，量入而出，做到收支平衡，略有结余。合理的家庭消费可以保障家庭成员的营养供给，提高生活质量，有利于建立健康的生活方式。同时，还可以减少浪费和因经济开支紧张而产生的夫妻之间的矛盾与冲突，从而达到保护和增进家庭成员健康的目的。

四、家庭卫生保健的措施

1. 稳定家庭结构，努力降低离婚率

家庭卫生保健主要依靠夫妻双方共同承担。如果夫妻双方关系不和或离异，家庭卫生保健就难以实施。离婚是家庭结构遭受破坏的常见的原因之一，也是影响家庭卫生保健的重要因素。因此，要努力降低离婚率，夫妻之间要增强责任感、道德感，摒弃使家庭结构不稳定的因素，如婚外恋、性自由、享乐主义和游戏人生等。夫妻双方要增强法律意识和道德意识，切实对家庭、子女和社会负责。

2. 设立家庭医疗保健服务公司

由这些机构培训家庭卫生保健骨干，提供保健咨询、医疗和护理技术、家庭保健设备器材以及开设家庭病床等，全方位地为家庭卫生保健服务。

3. 制订家庭卫生保健计划，定期检查落实

家庭卫生保健计划包括家庭教育计划、家庭消费计划和消费记录、家庭医疗保健计划、家庭体育锻炼计划等。同时，定期进行检查和评价，肯定成绩，找出缺点，以便完善家庭卫生保健计划。

参考文献

[1] 郎景和. 健康科普指南[M]. 北京：中国科学技术出版社，2020.
[2] 王蓓，彭飞，杨亚娟. 内科疾病健康宣教手册[M]. 上海：上海科学技术出版社，2020.
[3] 杨亚娟，彭飞，王蓓. 外科疾病健康宣教手册[M]. 上海：上海科学技术出版社，2020.
[4] 李林. 生命健康科技知识手册[M]. 北京：中国人事出版社，2020.
[5] 郭媛媛，齐旭. 常见老年慢性病健康管理手册[M]. 北京：人民卫生出版社，2020.
[6] 中华全国妇女联合会编. 女性健康知识必读[M]. 中国妇女出版社，2019.
[7] 沈旭慧. 老年健康知识读本[M]. 上海：上海交通大学出版社，2019.
[8] 马冠生，张娜. 掌好勺——守护全家的健康知识[M]. 北京：人民卫生出版社，2019.
[9] 刘宝琴. 百姓健康专家谈[M]. 西安：陕西科学技术出版社，2019.
[10] 梅全喜，何希俊. 生活的健康和健康的生活[M]. 广州：广东人民出版社，2019.

[11] 卢紫晔. 老年人健康饮食[M]. 北京：华龄出版社，2019.

[12] 韩韬，郭晓刚，魏俊伶. 男性健康指南[M]. 青岛：中国海洋大学出版社，2019.

[13] 鲍东平，吕晓霞. 健康素养相关知识与技能[M]. 南京：江苏凤凰科学技术出版社，2018.

[14] 邹明远，马庆志，徐子良. 居民健康科普知识读本[M]. 哈尔滨：黑龙江科学技术出版社，2018.

[15] 刘宝琴. 百姓健康专家谈 3[M]. 西安：陕西科学技术出版社，2018.

[16] 闻宏海. 社区居民健康手册[M]. 石家庄：河北科学技术出版社，2008.

[17] 牛玉杰，孙侠. 饮食起居与居民健康[M]. 北京：中国社会出版社，2006.

[18] 赵海军，马丽娟. 社区居民健康自我管理手册[M]. 杭州：浙江大学出版社，2013.